Meyer

Mal himmelhoch, mal abgrundtief

Thomas D. Meyer

Mal himmelhoch, mal abgrundtief

Bipolare Störungen – Hilfe für Betroffene und Angehörige

Mit Arbeitsmaterial zum Download

2., aktualisierte Auflage

BELTZ

Anschrift des Autors:

Dr. Thomas D. Meyer
Associate Professor
University of Texas – Health Science Center
Department of Psychiatry and Behavioral Sciences
1941 East Road
Houston, TX 77 054
U.S.A.
E-Book (PDF) ISBN 978-3-621-28210-9
E-Book (ePub) ISBN 978-3-621-28211-6

2., aktualisierte Auflage 2014

Das Werk erschien in der 1. Auflage unter dem Titel »Manisch-depressiv? Was Betroffene und Angehörige wissen sollten«.

Programm PVU Psychologie Verlags Union
http://www.beltz.de

Lektorat: Dagmar Kühnle Zerpa
Herstellung: Sonja Frank
Umschlaggestaltung: Federico Luci, Köln
Umschlagbild: Gary Waters/Ikon Images/Getty Images
Satz: Bad Langensalza GmbH, Bad Langensalza
Gesamtherstellung: Beltz Bad Langensalza GmbH, Bad Langensalza
Printed in Germany

ISBN 978-3-621-28198-0

Inhalt

Teil I

Bipolar – was ist das?

1 Einleitung: Steigen Sie ein

Wenn Sie dieses Buch in den Händen halten, wird dies einen Grund haben. Mit großer Wahrscheinlichkeit wurde bei einem nahen Angehörigen, Ihrem Partner, einem Freund, einer Freundin oder bei Ihnen selbst die Diagnose »bipolare Störung«, »bipolar affektive Störung«, »Bipolar-I-« oder »Bipolar-II-Störung« gestellt. Eventuell fielen auch Begriffe wie »manisch-depressive Psychose« oder »Zyklothymie«. Vielleicht haben Sie aber auch nur den Verdacht, dass es so sein könnte.

Unterschiedliche Fragen und Gedanken tauchen auf: die Frage nach dem Warum, die Frage, ob das bedeutet, dass man »verrückt« oder »irre« ist, die Frage, was man jetzt tun soll, wie es weitergehen soll, die Frage, ob man wirklich krank ist oder ob die Hochs und Tiefs ein Zeichen für einen schlechten Charakter sind. Auch verschiedene Gefühle werden wahrscheinlich im Zusammenhang mit der Diagnose auftauchen, z. B. Wut, Enttäuschung, Angst oder Traurigkeit.

Sie sind nicht allein. Viele Betroffene fühlen sich allein und denken, sie stünden mit diesem Problem allein da. Das ist jedoch falsch, denn viele Menschen werden mit dieser Diagnose konfrontiert. Betrachtet man ausschließlich die klassische Form mit voll ausgeprägten Manien und Depression, so sind circa 1 % aller Erwachsenen betroffen. Das bedeutet, dass von den 80 Mio. Deutschen mindestens 800.000 an dieser Erkrankung leiden. Diese Zahl wird sogar noch größer, wenn man zusätzlich Personen berücksichtigt, die entweder zusätzlich zu schweren depressiven Episoden nur leichte manische Phasen (sog. Hypomanien) erleben oder bei denen sich leichte depressive und hypomane Symptome abwechseln. (Was Manie und Hypomanien sind, wird in Kap. 5 genauer erläutert.) Manche Fachleute schätzen, dass die Lebenszeit-Prävalenz – d. h. die Wahrscheinlichkeit, irgendwann im Leben an der jeweiligen Störung zu erkranken – circa 5 % beträgt. Umgerechnet auf die deutsche Bevölkerung sind dies zusätzlich weitere 3,2 Mio. Menschen, die solche Schwankungen in ihrer Stimmung und in ihrem Antrieb erleben. Auch in diesen

Fällen sprechen Ärzte und Psychologen von einer Störung aus dem bipolaren Spektrum.

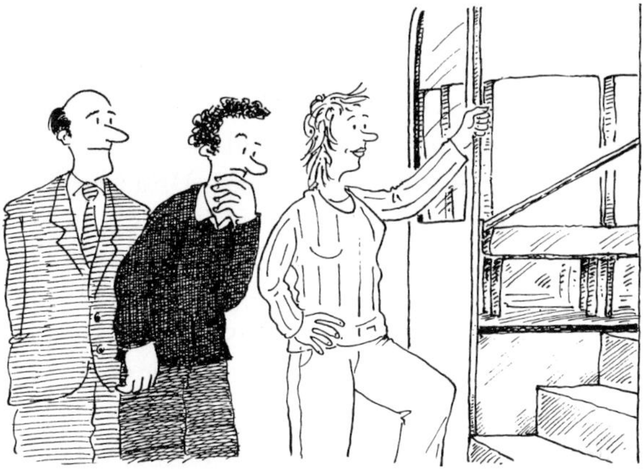

> **!** Mit der Diagnose steht man nicht allein da. Etwa 4 Mio. Menschen sind in Deutschland betroffen.

Glücklicherweise gibt es sowohl effektive medikamentöse als auch psychotherapeutische Behandlungen. Sie helfen, die Stimmung und den Antrieb zu stabilisieren. Psychologische Maßnahmen ermöglichen außerdem, zusätzliche Fertigkeiten aufzubauen, die es Ihnen als Betroffenen – aber auch Ihren Angehörigen, Partnern und Freunden – erleichtern, mit dieser Störung zu leben und ein zufriedenes und erfülltes Leben zu führen. Ganz egal, ob bei Ihnen selbst oder bei jemand anderem die Diagnose bereits gestellt wurde oder ob Sie denken oder befürchten, dass Sie oder eine Person, die Ihnen nahe steht, bipolar ist, dieses Buch wird Ihnen helfen, die Krankheit besser zu verstehen. Nicht zuletzt soll es Ihnen Unterstützung und Anregung bieten, was Sie selbst tun können.

Was Sie in diesem Buch finden. In diesem Buch werden Sie Antworten auf häufig gestellte Fragen von Betroffenen, ihren Angehörigen, Partnern und Freunden finden. Sie können sich über Hilfestellungen informieren, um mit der Situation als Betroffene oder Angehörige besser umgehen zu lernen. Sie können mit diesem Buch aber auch ergänzend zu einer ärztlich-psychiatrischen und psychologischen Behandlung arbeiten, oder es kann Ihnen dabei helfen zu entscheiden, ob Sie zusätzlich eine fachärztliche und psychologische Abklärung und Behandlung aufsuchen sollten. Auf jeden Fall versucht das Buch, Ihre Fragen zu beantworten und Ihnen darüber hinaus zu helfen, selbstbewusst und selbstbestimmt mit Ihrer Krankheit umzugehen. Das Buch folgt einem klaren Aufbau:

- In Teil I wird die Störung erklärt, nach Ursachen und Behandlungsmöglichkeiten gefragt.
- Teil II widmet sich der Selbsthilfe.

Mein Vorschlag: Lesen Sie das Buch einmal ganz durch, und nehmen Sie sich dann einzeln die Kapitel vor, die Sie besonders interessieren. Auf diese Weise entgeht Ihnen nichts, und Sie können leicht bestimmte Informationen (z. B. Begriffserklärungen) nachschlagen.

Was dieses Buch nicht leisten kann. Es liegt auf der Hand: Ein Buch kann keine professionelle ärztliche oder psychologische Betreuung bzw. Psychotherapie ersetzen. Auch kann es Ihnen nicht abnehmen, sich mit der Erkrankung auseinanderzusetzen und aktiv Schritte zu unternehmen, um etwas zu ändern. Grundannahme dieses Buches ist jedoch, dass es Ihnen helfen wird, besser mit der bipolar affektiven Störung umzugehen und zu leben, sobald Sie mehr über die Problematik wissen.

Wissen hilft. Die Erfahrung aus zahlreichen Gesprächen mit Betroffenen und Angehörigen ist, dass es ihnen geholfen hat, Entscheidungen zu treffen und entsprechende Veränderungen in ihrem Leben vorzunehmen, wenn sie hinreichende Informationen zum Thema »bipolare Störungen« hatten. In Kapitel 4 erfahren Sie z. B. mehr über das Thema Psychopharmaka, das für viele ein sehr zwiespältiges und schwieriges Thema darstellt. Es geht um Fragen, ob z. B. Lithium oder Antidepressiva abhängig machen (was oft befürchtet wird) oder welche Nebenwirkungen auftreten können. In Kapitel 3 geht es darum, welche Rolle erbliche Faktoren, Stress oder auch Schlaf für das Auftreten manischer und depressiver Symptome spielen. Vielleicht ist es leicht nachzuvollziehen, dass jemand, der depressive oder manische Phasen umgangssprachlich als »Nervenzusammenbrüche« interpretiert, mit großer Wahrscheinlichkeit keinen Sinn in einer längerfristigen Behandlung sehen wird, die möglicherweise auch Medikamente einschließt. Warum? Wir neigen dazu, einen Nervenzusammenbruch als eine vorübergehende Reaktion auf besonders starke Belastungen, Traumata, Konflikte etc. zu interpretieren. Das bedeutet, es wird vergessen oder ausgeblendet, dass man eventuell anfällig ist, wiederholt solche Nervenzusammenbrüche zu haben.

Angehörige, Partner und Freunde. Angenommen, man bekommt von einem Arzt Lithium oder ein anderes Medikament verordnet und man spricht mit anderen darüber, dann kann es passieren, dass diese sich besorgt zeigen. Man solle aufpassen mit Psychopharmaka, weil man abhängig werden könne, heißt es dann manchmal. Oder man hört z. B.: »Ist nicht jeder ein bisschen manisch-depressiv?« oder »Du warst nur überarbeitet.« Vielleicht haben Sie als Betroffene, Partner oder Angehörige solche Äußerungen von Dritten schon einmal gehört. Solche Äußerungen wirken oft verunsichernd, da man schließlich weiß, dass diese Menschen es gut mit einem meinen. Auch wenn Sie als Partner oder Angehörige mit solchen Aussagen konfrontiert werden, kann dies Unsicherheit hervorrufen. Nur wer gut genug informiert ist, wird mit großer Wahrscheinlichkeit durch solche Äußerungen nicht langfristig verunsichert werden.

> **!** Informieren Sie sich – mit Hilfe eines Buches wie diesem, aber auch durch offene Gespräche mit den behandelnden Ärzten und Psychologen. Das kann ein wichtiger Schritt auf dem Weg zu einem stabilen Leben sein.

2 Was bedeutet »bipolar affektive Störung«?

Wenn man in Lehrbüchern der Psychiatrie oder klinischen Psychologie nachschlägt, kann der Eindruck entstehen, es sei leicht, die Diagnose einer bipolaren Störung zu stellen, und die Hochs und Tiefs seien sehr eindeutig. Aber dem ist nicht so. Dies spiegelt sich auch darin wider, dass zwischen dem Zeitpunkt des Auftretens von ersten depressiven und manischen Symptomen und der richtigen Diagnose im Durchschnitt 8 bis 10 Jahre vergehen.

Betroffene berichten. Gerrit, 27, erzählt: »Eigentlich war ich ein ganz normaler Junge. Während meiner Schulzeit lief alles glatt, bis auf diese Stimmungsschwankungen, die mich manchmal alles leicht bewältigen ließen und mir dann wieder alles schwer machten. In den kleinen Hochs war ich voll aufnahmefähig und wusste, ich muss nicht viel lernen, um mitzukommen. Doch in den Tiefs war alles anders; ich schleppte mich von einem Tag zum anderen … Aber niemand ahnte, dass etwas mit mir nicht stimmte, außer mir selbst; ich wusste, dass etwas im Busch war.« Erst Jahre später wurde er während einer Auslandsreise so offensichtlich manisch, dass er stationär behandelt werden musste.

Manche Betroffene wie Gerrit merken selbst, dass etwas nicht stimmt; andere hingegen erleben die Aufs und Abs als etwas, das zu ihnen gehört – wie Beate, 50: »Andere sprachen mich immer wieder darauf an, dass ich stimmungslabil sei. Mir war irgendwie auch bewusst, dass ich abwechselnd durch tiefe Täler und über sonnige Höhen ging, aber ich dachte, das ist bei kreativen Personen einfach so und gehört dazu.« Ein Suizidversuch Jahre später führte dazu, dass sie erstmals professionelle Hilfe erhielt und die Diagnose »bipolar« gestellt wurde.

Extreme Stimmungsschwankungen. Wie kann es passieren, dass oft Jahre vergehen, bis etwas passiert bzw. unternommen wird? Zum Teil liegt das daran, dass die konkreten Symptome, Verhaltensweisen und Auffälligkeiten sehr unterschiedlich sein können von dem, was wir als reine »bipolare Störung« bezeichnen. Gefühle und Stimmungen (wie z.B. Wut, Freude oder Niedergeschlagenheit) gehören zu unseren täglichen Erfahrungen und stellen ganz normale Reaktionen auf bestimmte Ereignisse und Situationen dar. Sie können aber auch relativ losgelöst von aktuellen Erlebnissen erscheinen (z.B. wenn wir morgens schlecht gelaunt aufwachen). Jeder kennt von sich Hochs und Tiefs in der Stimmung.

Bei sog. bipolaren Störungen handelt es sich aber um psychiatrische Erkrankungen, bei denen Stimmungsschwankungen *extrem* stark ausgeprägt sind und die scheinbar völlig unabhängig von Ereignissen auftreten können. Diese starken Schwankungen in der Stimmung beeinflussen die Gedanken, die Gefühle, das Verhalten und die Fähigkeit, mit dem Alltag zurechtzukommen. Die Tatsache, dass die Erkrankungen nicht nur Veränderungen in der Stimmung umfassen, ist auch der Grund dafür, warum für die Diagnose einer bipolaren Störung die Stimmungsschwankungen allein nicht ausreichen, sondern weitere Merkmale hinzukommen müssen, z.B. Veränderungen im Appetit, Selbstbild und Denken (s.a. Abschn. 2.1).

Unterschiedliche Sichtweisen. Vielleicht kennen Sie folgende Situation von sich oder anderen: Es kann sein, dass Sie sich zwar mit dem Gegenüber (z.B. Partner, Angehöriger oder Arzt) einig darüber sind, dass die aktuelle Stimmung oder das Verhalten nicht ganz der Norm entspricht, dass aber Sie beide trotzdem sehr unterschiedliche Erklärungen dafür haben, warum das so ist. Folgender Fall soll dies verdeutlichen.

Anna, 48. Anna ist Mutter von zwei Töchtern, Lehrerin und Hausfrau und engagiert sich in letzter Zeit vermehrt in einer Theatergruppe. Der typische Tagesablauf in den vergangenen vier Wochen war, morgens das Frühstück für alle zu machen, die Kinder zur Schule zu bringen, dann rechtzeitig in der Schule zu sein, in der sie selbst arbeitete. Mittags zwischen dem Vor- und Nachmittagsunterricht fuhr sie schnell nach Hause, um für ihre Familie zu kochen. Nach der Arbeit einkaufen, die Kinder zum Ballett oder zum Klavierunterricht bringen. Zwischendrin die restliche Hausarbeit plus Korrigieren der Klausuren und Unterrichtsvorbereitung. Abends zu den

Theaterproben. Diese wurden in letzter Zeit regelmäßiger und länger, da Auftritte bevorstanden. Sie kam abends zwischen 23 und 24 Uhr nach Hause, ging erst gegen 2 Uhr ins Bett und stand zwischen 5 und 6 Uhr auf, um noch ein paar Dinge vor dem Frühstück zu erledigen. Es kam vermehrt zu Auseinandersetzungen mit ihrem Partner. Irgendwann geriet die Situation außer Kontrolle, weil sie aggressiv wurde und die Kinder vernachlässigte (sie vergaß z. B., die Kinder von der Schule abzuholen).

Wie Anna, ihr Partner und der Arzt die Situation sehen. Anna fasst die Situation so zusammen: »Alles bleibt an mir hängen. Er [ihr Partner] macht gar nichts im Haushalt und kümmert sich nicht um die Kinder. Und nun erwartet er, dass ich mein Hobby, das Theaterspielen, aufgebe. Da ist es doch klar, dass man irgendwann einmal ausrastet und überfordert ist.« Sie erklärt sich ihr Verhalten und ihre Reaktionen als Ergebnis von Stress und Druck, der auf ihr laste und ihr kaum Raum für ihr Hobby lasse. Ihr Partner hingegen hat den Eindruck, dass sich bei ihr alles nur noch um sie selbst drehe, sie das Theaterspielen über alles andere stelle. Deswegen vernachlässige sie die Familie, die sie nur als Belastung und Einschränkung in ihren Freiheiten empfinde. Der Arzt hingegen sprach in dieser Situation von einer manischen Episode im Rahmen einer bipolaren Störung.

Wer hat nun eigentlich Recht? Anna sieht ihren »Nervenzusammenbruch«, wie sie selbst die Phase nennt, als Resultat von Stress und Druck, die von außen kommen. Ihr Partner sieht in ihrem Verhalten einen Ausdruck von Egoismus und Unverantwortlichkeit, vielleicht einer Midlife-Krise. Der Arzt kommt aufgrund seines Fachwissens und seiner Erfahrung zu der Schlussfolgerung, dass Anna eine z. T. biologisch begründete affektive Störung hat (s. a. Kap. 3).

Das Problem ist, dass sich aus diesen unterschiedlichen Vorstellungen sehr unterschiedliche Konsequenzen für den Umgang mit der Situation ergeben. Anna erwartet mehr Unterstützung und Verständnis. Ihr Partner erwartet, dass sie sich Gedanken über ihre Prioritäten macht und sich ändert. Ihr Arzt hält die Einnahme eines stimmungsstabilisierenden Medikaments für unverzichtbar und schlägt ihr zusätzlich eine Psychotherapie vor, die sie dabei unterstützen soll, besser mit ihrer Erkrankung umzugehen.

Dass Betroffene, Angehörige und Fachleute ein und dieselbe Situation so unterschiedlich beschreiben und beurteilen, ist eher die Regel als die Ausnahme. Es ist auch relativ normal und leicht nachvollziehbar, wenn man Folgendes bedenkt: (1) Wir verstehen unser eigenes Verhalten selbst sehr gut. (2) Von außen kann man uns nicht in den Kopf sehen.

Wir verstehen uns selbst sehr gut. Wir alle neigen im Alltag generell dazu, unser eigenes Verhalten vor allem als situationsbedingt bzw. als Reaktion auf eine konkrete Situation zu interpretieren. Stellen Sie sich vor, dass Sie jemanden im Bus oder in der U-Bahn beim Einsteigen anrempeln. Vielleicht erklären Sie sich die Situation folgendermaßen: Sie haben kurzfristig das Gleichgewicht verloren. Oder Sie haben den Eindruck, dass zu viele Leute gleichzeitig ein- und aussteigen wollten. Oder vielleicht schießt Ihnen auch durch den Kopf, dass das nicht passiert wäre, wenn die anderen nicht so drängeln würden. Oder haben Sie eine ganz andere Erklärung? Das Gemeinsame an all diesen Erklärungen ist mit großer Wahrscheinlichkeit, dass Sie davon ausgehen, dass es die konkrete Situation war, die dazu führte, dass Sie jemanden angerempelt haben.

Umgekehrt haben wir alle eine starke Neigung, das Verhalten und die Reaktionen anderer Personen als Ausdruck der Persönlichkeit bzw. des Charakters des Gegenübers zu interpretieren. Stellen Sie sich vor, dass jemand im Bus oder in der U-Bahn Sie beim Einsteigen anrempelt. Wenn Sie nicht direkt sehen, dass jemand getaumelt ist, ist es unwahrscheinlich, dass Sie annehmen, dass der andere das Gleichgewicht verloren hat. Eventuell kommen Ihnen Gedanken wie: »Keiner nimmt mehr Rücksicht« oder »Was für ein Rüpel«. Kommt Ihnen das bekannt vor? Wir neigen dazu, das Verhalten anderer Personen nicht so stark auf die aktuelle Situation zurückzuführen, sondern eher stabile persönliche Eigenschaften anzunehmen, wie z. B. Höflichkeit, Hilfsbereitschaft, Rücksichtslosigkeit oder Egoismus. Genau das kann natürlich auch dann passieren, wenn es nicht um alltägliches Verhalten, sondern um manische oder depressive Symptome geht.

Von außen kann man uns nicht in den Kopf sehen. Von außen betrachtet ist Ihre *Stimmung* für andere nicht immer klar sichtbar. Wir können nicht immer mit Sicherheit einschätzen, wie es dem

Gegenüber geht. Genau umgekehrt ist es beim *Verhalten*: Wir sind uns zwar nicht in jedem Moment unseres Verhaltens und dessen Einfluss auf andere bewusst, aber unser Verhalten ist sehr wohl für andere sichtbar und führt zu entsprechenden Reaktionen. Die bipolare Störung ist vor allem durch Veränderungen der Stimmung und im Verhalten charakterisiert – da können die Interpretationen sehr unterschiedlich ausfallen. Ein Beispiel: Sie *fühlen* sich niedergeschlagen und kraftlos und wollen deswegen abends nicht ausgehen und Freunde treffen. Ihre Familie nimmt Ihr *Verhalten* wahr und kommt eventuell zu dem Eindruck, dass Sie faul oder desinteressiert an gemeinsamen Aktivitäten seien.

! Betroffene befinden sich in einem Dilemma. Sie sollen Änderungen in ihrer Stimmung und ihrem Verhalten als Anzeichen für eine psychische Erkrankung sehen, und dies, obwohl für sie selbst ihre Stimmung in einer Situation völlig verständlich ist. Auch Partner, Angehörige oder Freunde befinden sich in einem Dilemma. Sie sollen das Verhalten und die Reaktionen des Gegenübers, die in einer Manie oder Depression auftreten, »nur« als Anzeichen einer psychischen Erkrankung werten und nicht als Ausdruck des Charakters oder der Persönlichkeit.

Beobachten lernen. Es ist wichtig zu lernen, wann wir es mit einer konkreten Reaktion in einer konkreten Situation zu tun haben und wann wir das gleiche Verhalten als Ausdruck einer bipolaren Störung auffassen müssen. Der Vorteil, den Ärzte und Psychologen hier haben, ist, dass sie darauf geschult sind, ein bestimmtes Muster von Verhaltensweisen, Reaktionen und Auffälligkeiten (= Symptomen), die für eine bestimmte Zeit vorhanden sind, zu erkennen und anhand gezielter Fragen abklären zu können, ob eine psychische Störung vorliegt oder nicht.

Und jetzt Sie: Stellen Sie sich beim Lesen der folgenden Kapitel oder auch im Alltag immer wieder folgende Fragen: Wie erlebe ich ▶

mich selbst? Wie erleben mich andere? Wie erkläre ich mir selbst mein Verhalten und meine Reaktionen? Wie erklären sich andere mein Verhalten und meine Reaktionen? Welche Folgen hat es, wie ich mir und wie andere sich mein Verhalten erklären?

2.1 Was sind depressive und manische Symptome?

Kennzeichen einer depressiven Episode

Wir haben bislang immer von den Hochs und Tiefs gesprochen. Diese sollen im Folgenden der Reihe nach fassbarer werden – als Erstes: Depressionen. Nicht jedes Gefühl von Niedergeschlagenheit oder Traurigkeit muss als Anzeichen für eine Depression gewertet werden. Hinzukommen müssen für Fachleute weitere Aspekte, wie die zeitliche Dauer der Niedergeschlagenheit oder dass jemand das Interesse an allem verliert, sowie zusätzliche Anzeichen, wie bspw. Schlafstörungen, Veränderungen des Appetits oder Essverhaltens. Depressionen sind kein Dauerzustand, sondern treten als Phasen auf und können sehr unterschiedlich erlebt werden. Im Kasten sind die Symptome aufgelistet, auf die Fachleute achten, wenn es darum geht, die Diagnose einer Depression zu stellen.

Symptome einer depressiven Episode

Von einer ausgeprägten depressiven Episode spricht man, wenn einige der unten aufgezählten Symptome gleichzeitig für mindestens zwei Wochen vorhanden sind. Die Symptome müssen so ausgeprägt sein, dass sie eine deutliche Veränderung vom gewöhnlichen Zustand eines Menschen darstellen und zu deutlichen Beeinträchtigungen z. B. im Alltag, im Beruf oder auch in zwischenmenschlichen Beziehungen führen:

(1) sich traurig, niedergeschlagen, deprimiert fühlen *oder*

(2) das Interesse an Dingen verlieren, die einem normalerweise Spaß machen (z. B. Hobbys). Sofern (1) oder (2) vorhanden sind, müssen *mindestens vier* weitere der folgenden Symptome hinzukommen:

(3) Schlafschwierigkeiten, v.a. Probleme beim Ein- oder Durchschlafen; frühmorgendliches Erwachen oder vermehrtes Schlafen
(4) Appetitverlust oder -steigerung
(5) Konzentrationsprobleme oder Schwierigkeiten, sich sogar bei alltäglichen Dingen zu entscheiden
(6) Schuldgefühle, ein sehr geringes Selbstwertgefühl oder sogar ein Gefühl von Wertlosigkeit (man hält sich für unfähig oder macht sich Selbstvorwürfe und grübelt)
(7) Gefühl von Verlangsamung des eigenen Denkens oder von Bewegungen (z.B. dauert es lange, bis man auf Fragen antwortet, oder man reagiert so gut wie gar nicht); umgekehrt kann man sich so unruhig fühlen, dass man kaum still sitzen kann (es darf sich dabei nicht nur um ein subjektives Gefühl der Betroffenen handeln, sondern muss so deutlich sein, dass es auch von anderen wahrgenommen wird)
(8) Energielosigkeit oder ständige Müdigkeit bzw. Erschöpfung; selbst kleinste Aufgaben und Aktivitäten werden als enorm anstrengend erlebt
(9) Gedanken an den Tod oder an Suizid (dies kann von der Vorstellung, dass es für die anderen besser wäre, man wäre nicht mehr da, bis hin zu detaillierten Plänen gehen, wann und wo man sich umbringen will).

Formal gesehen muss man mindestens fünf der genannten Symptome für einige Zeit haben, um von einer klinisch relevanten Depression zu sprechen. Manche erleben Depressionen, die sehr schwer sind und diesem Muster entsprechen. Andere erleben weniger massive oder auch kürzere Phasen von Depressionen, und einige Betroffene kennen solche Phasen von Traurigkeit, Niedergeschlagenheit, Antriebslosigkeit, Leere oder Hoffnungslosigkeit von sich überhaupt nicht.

Wenn Sie die Symptome für eine Depression gelesen haben, kann es sein, dass Sie jetzt denken: »Ich kenne von mir Tage, an denen ich mich so fühle.« Vielleicht sind es manchmal auch mehrere Tage. Fast jeder kennt depressive Zustände von sich. Ob es sich um eine klinisch relevante Depression handelt, hängt von der Intensität und Dauer des depressiven Zustands und seinem Einfluss auf den Alltag und die Lebensqualität ab. Es kann sich dabei um den Anflug einer depressiven Episode oder um eine Reaktion auf erlebte Belastungen oder Stress handeln, aber entscheidend ist ihre Bewältigung. Wie man damit umgehen kann, erfahren Sie in Kapitel 7.

Kennzeichen einer manischen Episode

Was bisher über das Thema Depression gesagt wurde, gilt entsprechend auch für Glücksgefühle, Euphorie oder Gereiztheit. Das bedeutet, dass zusätzlich zur gehobenen, euphorischen oder gereizten Stimmung auch andere Veränderungen im Verhalten bzw. Symptome hinzukommen müssen, damit von einer manischen Episode gesprochen werden darf.

Eine Manie beginnt oft mit einem angenehmen Gefühl von vermehrter Energie, größerem Einfallsreichtum, mit einem stärkeren Bedürfnis nach sozialen Kontakten und Geselligkeit und einem insgesamt intensiveren Erleben. Für Menschen, die den Betroffenen nicht kennen, kann seine ungewöhnlich gute oder aufgekratzte Stimmung durchaus anfangs ansteckend wirken. Für Angehörige und Freunde erscheint das Verhalten jedoch ziemlich schnell als überzogen und manchmal auch fremd. Vor allem, wenn schon wiederholt manische Episoden aufgetreten sind, reagieren Partner und Angehörige auf die vermeintlich gute Stimmung schnell sehr besorgt. Manchmal ist eine solche Besorgnis unnötig, aber manchmal auch nicht. Die Symptome können dann sehr schnell eskalieren, regelrecht außer Kontrolle geraten und in eine manische Episode münden. Menschen in einer Manie fehlt oft die Einsichtsfähigkeit in die Symptomatik. Sie verleugnen, dass irgendetwas nicht stimmen könnte, und beschimpfen jeden, der in ihrem Verhalten ein Problem sieht und auf solche Unstimmigkeiten oder Veränderungen im Verhalten hinweist.

Fremd- und Selbsteinschätzung als Konfliktpotential. Vielleicht haben Sie selbst schon beobachtet, dass Sie wütend reagieren, wenn Ärzte oder Psychologen eine Liste von Symptomen hervorziehen und fragen, ob Sie jemals welche davon gehabt haben und wie lange diese anhielten. Oder Sie haben erlebt, wie es Ihnen ging, wenn jemand in der Familie oder ein Freund sagte: »Ich habe den Eindruck, du bist wieder so überdreht.« Benutzte er sogar das Wort »manisch«? Oder Ihr Arzt sagte zu Ihnen: »Sie sind wieder manisch, und wir sollten die Medikamente eventuell anpassen.« Die Erfahrung zeigt, dass viele Betroffene nur ungern zugeben, dass sie eine übertrieben gehobene oder auch reizbare Stimmung hatten. Man selbst meint ja, den Grund für diese Stimmung sehr genau zu kennen. Hinzu kommt, dass dieser Zustand voller Energie, Glücksgefühl und Tatendrang verständlicherweise oft – vor allem zu Beginn – sehr angenehm und positiv erlebt wird.

Matthias, 38, ist Betroffener und berichtet aus seinen manischen Phasen: »Wenn ich morgens auf dem Weg zur Arbeit bin, schleichen die anderen mit ihren Autos vor sich hin, als hätten sie alle Zeit der Welt. Ich hupe dann oder setze zum Überholen an, damit sie merken, dass sie schneller fahren sollen. Wenn die dann nicht spuren, zwingen die mich regelrecht zu riskanten Überholmanövern. Die regen sich dann oft tierisch auf, was ich im Rückspiegel sehen kann, aber selbst schuld.« Anna, 48, Lehrerin, haben Sie bereits kennen gelernt. Auch sie erlebte sich selbst nicht als reizbar, sondern führte ihr gereiztes Verhalten gegenüber ihrem Partner auf den Stress und die fehlende Unterstützung seinerseits zurück.

Unterschiedliche Ausdrucksformen. Oft ist nicht die Stimmung das erste Anzeichen für eine Manie, sondern eine Veränderung darin, was man alles tun will, geplant hat bzw. wie aktiv man bereits war. Was hat man alles in den letzten Tagen gemacht und erledigt? Die Steigerung der Aktivität und der Energie kann sich sehr verschieden zeigen. Manche führen stundenlange Telefonate, andere gehen vermehrt einkaufen oder tanzen, wieder andere werden sexuell aktiver und flirten mehr. Gelegentlich fallen diese Veränderungen gar nicht so extrem auf, z. B. wenn jemand vermehrt Sport treibt und ins Fitnessstudio geht. Oft kommt es zu einem gesteigerten Selbstvertrauen oder zu Größenideen. Es kann sein, dass die Betroffenen in solchen Phasen glauben, besonders produktiv oder kreativ zu sein oder Dinge zu können, die sie nie gelernt haben (z. B. Klavier spielen, Fremdsprachen im Handumdrehen lernen). Vielleicht glauben sie auch, besondere Talente oder Fähigkeiten zu haben (z. B. das Verhalten anderer vorhersagen zu können).

Wie sich manische Symptome äußern, kann im Einzelfall sehr unterschiedlich sein: Während z. B. der eine Betroffene zwar noch fünf Stunden täglich schläft und nur angibt, weniger Schlaf als sonst zu brauchen, schlafen andere gar nicht mehr. Manche Betroffene berichten, sich mehr für Sex zu interessieren, wobei dies unterschiedliche Formen annehmen kann, z. B. häufigeres Aufsuchen entsprechender Internetseiten, vermehrte Selbstbefriedigung oder mehr sexuelle Kontakte.

Aufgabe von Ärzten und Psychologen ist es, diese z. T. sehr unterschiedlichen Verhaltensweisen, Erfahrungen und Beobachtungen dahingehend zu beurteilen, ob sie Anzeichen für eine Manie sind oder nicht. Im Folgenden sind die Kennzeichen für eine manische Episode angegeben, die Ihr Arzt oder Psychologe im Hinterkopf hat, wenn er von einer Manie spricht.

Symptome einer manischen Episode

Von einer voll ausgeprägten manischen Episode spricht man, wenn einige der folgenden Symptome für einige Zeit gleichzeitig vorhanden sind, wenn sich das Verhalten des Betroffenen deutlich verändert und der Alltag, das berufliche oder zwischenmenschliche Leben deutlich beeinträchtigt sind. Als Mindestzeitdauer wird meistens eine Woche angegeben:

(1) sich ungewöhnlich glücklich, aufgedreht, euphorisch fühlen *oder* sich reizbar fühlen oder schnell gereizt reagieren, und gleichzeitig auch aktiver zu sein als sonst. Wenn die Stimmung euphorisch-aufgedreht ist, müssen aus der folgenden Liste *drei weitere Symptome* vorhanden sein. Ist die Stimmung hauptsächlich reizbar, müssen mindestens vier zusätzliche Symptome vorliegen:

(2) geringes Schlafbedürfnis, ohne sich müde zu fühlen (d. h. obwohl kaum oder gar nicht geschlafen wurde, fühlen sich Personen in einer manischen Phase voller Energie)

(3) erhöhte Gesprächigkeit oder sehr schnelles Reden, so dass andere kaum folgen können (die Sprache ist oft voller Wortspiele und kann sehr spritzig und witzig sein)
(4) Gedanken- oder Ideenrasen (von den Betroffenen wird berichtet, dass ihre Gedanken schneller sind als die Worte, dass ein Thema das andere ablöst; von außen wird es am ehesten als extreme Sprunghaftigkeit von einem Thema zum anderen erlebt)
(5) leichte Ablenkbarkeit, die dazu führen kann, dass die Aufmerksamkeit innerhalb weniger Minuten von einem Thema zum nächsten springt (es fällt den Betroffenen schwer, unwichtige äußere Reize auszublenden, z. B. Hintergrundgeräusche oder die Einrichtung des Zimmers, obwohl eigentlich etwas anderes – z. B. das aktuelle Gespräch – allein wichtig wäre)
(6) ein deutlich gesteigertes Selbstvertrauen und Selbstbewusstsein (das Spektrum kann hier von einem überhöhten Selbstvertrauen, übersteigerten Gefühlen von persönlicher Macht, Einfluss oder persönlicher Bedeutung bis hin zu dem Gefühl, besondere Fähigkeiten zu haben, reichen; auch sehr ausgeprägte Größenideen können auftreten)
(7) übermäßige Beschäftigung mit angenehmen Dingen oder deren Planung, ohne an die Folgen zu denken (die Aktivitäten, Unternehmungen und Verhaltensweisen können dabei mit großer Wahrscheinlichkeit zu negativen Konsequenzen führen, z. B. sexuellen Eskapaden, dem Ausgeben von zu viel Geld oder Anrufen bei Bekannten oder Fremden zu jeder Tages- und Nachtzeit).

Manie versus Hypomanie. Wie bei der Depression gibt es auch bei der Manie leichtere und schwere Formen. Von einer schweren Manie spricht man auf jeden Fall dann, wenn sich z. B. ein Klinikaufenthalt nicht mehr vermeiden lässt, wenn es zu massiven Auseinandersetzungen innerhalb der Familie, mit Freunden, Arbeitskollegen oder sogar Fremden kommt, wenn jemand den Verpflichtungen zu Hause oder bei der Arbeit nicht mehr so nachkommt, wie man es erwarten

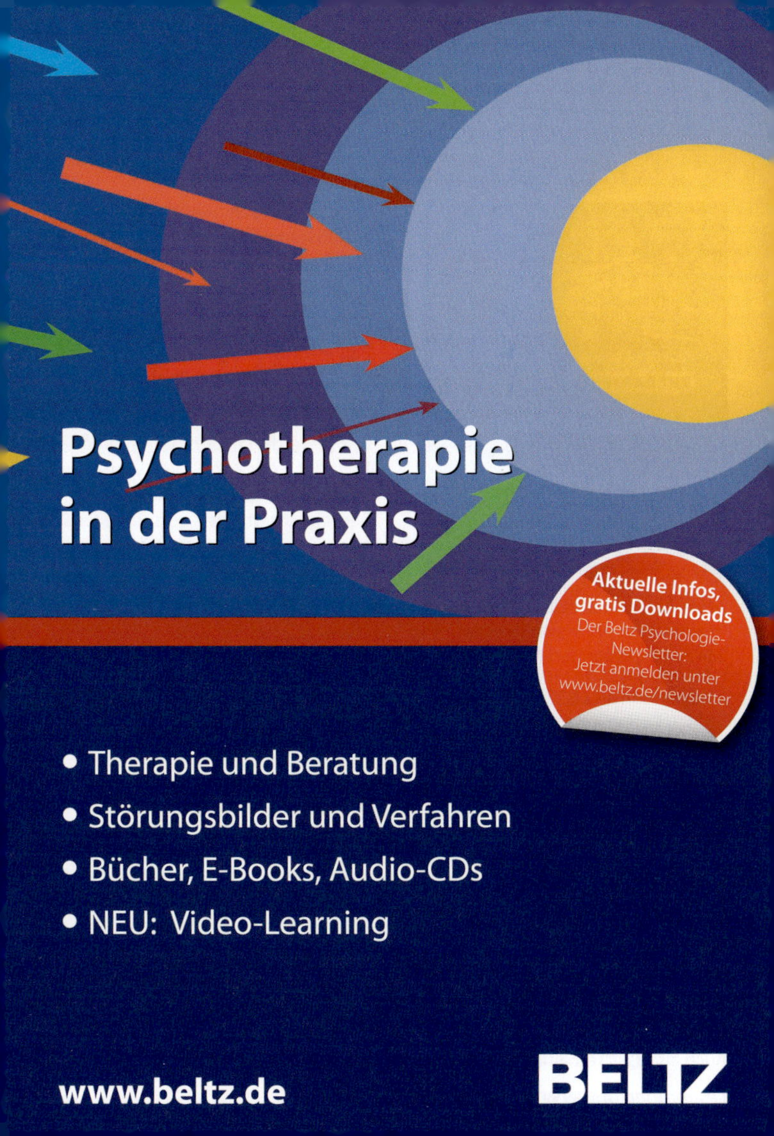

Psychotherapie in der Praxis
Aktuelle Infos, gratis Downloads
Der Beltz Psychologie-Newsletter: Jetzt anmelden unter www.beltz.de/newsletter
• Therapie und Beratung
• Störungsbilder und Verfahren
• Bücher, E-Books, Audio-CDs
• NEU: Video-Learning
www.beltz.de
BELTZ

würde. Für leichte Manien gibt es sogar einen besonderen Begriff: Man spricht von einer »hypomanen« oder »hypomanischen« Episode.

Wann sprechen wir von einer Hypomanie?

Bei einer hypomanen oder hypomanischen Episode wurde als Regel festgesetzt, dass die Symptome mindestens vier Tage andauern müssen. Dies ist aber nur eine Mindestdauer, meistens dauern hypomane Episoden länger an. Die hypomanen Symptome sind denen der Manie sehr ähnlich, manche würden auch sagen, dass sie gleich sind. Deswegen wird oft auch von »maniformer« Symptomatik gesprochen, wenn hypomane und/oder manische Symptome gemeint sind. Die Hauptunterschiede zwischen Manie und Hypomanie sind in der Schwere der Symptome und deren Auswirkungen zu sehen. In der Manie kann man z. B. oft einen weitgehenden Verlust sozialer Hemmungen beobachten, was sich in der Hypomanie als gesteigerte Geselligkeit oder übermäßige Vertrautheit zeigen kann (s. folgendes Beispiel).

Daniel, 21, ist Auszubildender in einem technischen Beruf und berichtet: »Wenn es mir so richtig gut geht, flirte ich mehr, manchmal sogar mit Männern. Es macht richtig Spaß, wobei meine Freundin dann immer ziemlich zickig wird, obwohl das alles doch nur Spaß ist.« Manche berichten in der Hypomanie auch von einem ausgeprägten Gefühl von Wohlbefinden und körperlich-seelischer Leistungsfähigkeit. In der Manie entspräche dies einer übersteigerten Überzeugung besonderer Fähigkeiten oder Talente.

Das Beispiel von Daniel soll auch verdeutlichen, dass hypomane Zustände Veränderungen im Verhalten der jeweiligen Person darstellen. Die Betroffenen verhalten sich anders, als man es von ihnen normalerweise gewohnt ist. Auf Dritte, die einen kennen, wirkt man irgendwie aufgeputscht, etwas überspannt, wie »auf Droge« oder als hätte man zu viel Alkohol getrunken.

Unterscheiden lernen. Für Fremde sind Veränderungen, wie man sie in Hypomanien beobachtet, oft gar nicht offensichtlich. Auf solche unbekannten Personen wirken Betroffene zunächst offen, gesellig, extravertiert, witzig und spontan, aber für vertraute Menschen ist erkennbar, dass irgendetwas anders ist bzw. nicht stimmt. Wenn es in hypomanen Phasen zu Schwierigkeiten kommt, so sind diese nie so schwer wie bei einer Manie. Typischerweise handelt es sich in Hypomanien z. B. um Verhaltensweisen wie folgende: Freunde oder Arbeitskollegen durch Sticheleien und vermeintliche Späße verärgern; (wie Daniel) Konflikte in der Partnerschaft provozieren; das Girokonto überziehen, was man normalerweise nicht tun würde, aber ohne dass langfristig höhere Schulden entstehen.

Die Schwierigkeit bei Hypomanien ist oft, zu beurteilen, ob es sich um eine Hypomanie oder schon um eine Manie handelt – denn während manche Betroffene ihr Leben lang ausschließlich hypomane Episoden erleben, können die gleichen Symptome bei anderen eine Vorstufe zu einer Manie sein. Dr. Gabrielle Carlson und Dr. Frederick Goodwin beschrieben das schon 1973 sehr anschaulich im Sinne eines typischen Verlaufs maniformer Episoden:

(1) In frühen Stadien fühlen sich die Menschen oft leicht aufgekratzt, mit vielen Ideen und beschleunigtem Denken. Sie fangen an, weniger Schlaf zu brauchen, mehr zu tun, gern mal jemanden zu provozieren und manchmal auch gereizt zu reagieren. Dies wäre ein Verhalten, was wir (noch) als Hypomanie bezeichnen.

(2) Bei manchen Patienten schaukelt sich das jedoch immer mehr auf bis hin zu einer voll ausgeprägten Manie, gekennzeichnet durch Euphorie, deutlich gesteigertes Selbstvertrauen, impulsives Verhalten (z. B. unüberlegte Einkäufe), große Geldausgaben, spontane Aktionen (z. B. einen Kurzurlaub, Bordellbesuche).

(3) Sofern dies medizinisch unbehandelt bleibt, steigert sich dies bei einigen Betroffenen noch weiter, so dass der Zustand psychotisch wird. »Psychotisch« meint, dass das Verhalten verwirrt und desorganisiert wird. Psychotisch meint auch, dass Wahnideen und Halluzinationen auftreten können. Bei Wahnvorstellungen oder -ideen glaubt die Person unumstößlich an Dinge, die nicht wahr sind, und ist felsenfest davon überzeugt. Typische Beispiele sind, sich für berühmte Persönlichkeiten wie z. B. Napoleon oder für eine Gottheit zu halten. Es kann auch vorkommen, dass Betroffene glauben, ganz besondere Kräfte oder Sonderaufträge zu haben (z. B. die Welt vor Außerirdischen zu retten) oder

verfolgt zu werden. Bei Halluzinationen sehen und hören Betroffene Dinge, die andere nicht sehen oder hören können. Wie sich Halluzinationen äußern, kann im Einzelfall sehr unterschiedlich sein, aber sie können als sehr ängstigend und bedrohlich erlebt werden.

! Nicht alle Betroffenen durchlaufen diese drei Stadien, weil oft zuvor – freiwillig oder unfreiwillig – eine Behandlung erfolgt.

Wolf, 24, glaubte in Manien immer, dass alle Frauen mit ihm schlafen wollten. Er hörte dann immer eine Stimme, manchmal zwei, die sagten: »Nimm sie dir! Sprich sie an! Sie wollen dich doch! Siehst du nicht ihre lüsternen Blicke?« Anna, 48, Lehrerin – Sie haben sie schon kennen gelernt – war während ihrer Manie fest davon überzeugt, dass sie durch rituelle Handbewegungen die Ampelschaltungen beeinflussen konnte und deswegen immer eine grüne Welle hätte. Übrigens: Auch in der Depression können Wahnvorstellungen auftreten, z. B. meint man, an etwas schuld zu sein, sich versündigt zu haben oder zu verarmen.

Vielleicht haben Sie über solche Erfahrungen, wie sie eben geschildert wurden, noch nie mit Dritten gesprochen. Dies wäre nicht ungewöhnlich, denn vielen Betroffenen fällt es besonders schwer, offen und frei über diese Erfahrungen zu sprechen.

Was sind gemischte Symptome oder Episoden?

Vielleicht haben Sie oder Ihre Angehörigen den behandelnden Arzt schon einmal sagen hören, dass es sich um eine »gemischte Symptomatik« handelt. Was meinte er damit? Von einer gemischten Symptomatik, einer dysphorischen Manie, gemischten Episode oder auch affektiven Episode mit gemischten Merkmalen spricht man dann, wenn manische und depressive Symptome quasi zeitgleich vorhanden sind oder sich schnell abwechseln.

Christine, 28, erzählt: »Ich war völlig aufgedreht, musste lachen, weil mir ständig komische Dinge durch den Kopf rasten. Ich telefonierte deswegen mit vielen Leuten, um denen davon zu erzählen. Während dieser Telefonate passierte es z. B. immer wieder, dass ich plötzlich tief traurig war, daran denken musste, wie sinnlos alles sei, und in Tränen ausbrach, um einen Moment später wieder lachen zu müssen.« Andere Patienten berichten, dass sie morgens manisch und abends depressiv seien oder auch umgekehrt. Manche wiederum erleben die depressiven und maniformen Symptome als völlig zeitgleich; sie brauchen kaum Schlaf, obwohl sie am liebsten schlafen würden, sie sind unruhig und fühlen sich ständig getrieben mit dem Gefühl, dass alles sowieso keinen Sinn macht. Man ist also einerseits erregt und unruhig wie in einer manischen Episode, fühlt sich aber gleichzeitig gereizt oder niedergeschlagen und wechselhaft. Unter diesen gemischten Symptomen leiden die Betroffenen vielleicht am meisten, und diese Episoden gehen oft mit Suizidgedanken einher. Alexander, 48, schildert: »Ich fühle mich wie ein gejagter Hase. Irgendwann wird es aus diesem Zustand nur einen Ausweg geben, und vielleicht sollte man aufhören, wenn es am schönsten ist.«

2.2 Was bedeutet die Diagnose »bipolar affektive Störung«?

Der alte Begriff »manisch-depressiv«, der in Fachkreisen kaum noch benutzt wird, macht bereits ein zentrales Kennzeichen dieser Erkrankung deutlich: Hier kommen zwei Aspekte zusammen, die auch für sich allein auftreten können, die aber beide für das Erscheinungsbild der Störung wichtig sind. Es handelt sich um massive Stimmungsschwankungen, bei denen Phasen auftreten, die durch manische oder depressive Symptome – wie bereits beschrieben – gekennzeichnet sind. Inzwischen hat sich im psychiatrisch-psychologischen Bereich und in der Fachliteratur der Begriff »bipolar« gegenüber dem älteren, stigmatisierenden Begriff »manisch-depressiv« durchgesetzt. Das hat nichts mit Physik und Elektroden zu tun, sondern mit der Vorstellung, dass sich bei dieser Erkrankung zwei scheinbar völlig gegensätzliche Zustände zu einem Störungsbild vereinigen. Manche Personen erleben voll ausgeprägte manische und depressive Episoden, manche zeigen ausgeprägte depressive Phasen und nur mäßig starke manische Phasen. Letztere werden, wie oben beschrieben, auch als hypomane bzw. hypomanische Episoden bezeichnet.

Nur manisch. Vielleicht sagen Sie, dass Sie von sich oder Ihrem Angehörigen oder Bekannten nur Phasen kennen, die man als manisch bezeichnen würde. Tatsächlich kommt es in circa 20 % auch vor, dass ein Betroffener primär manische Phasen erlebt. Wolf, 24, verneinte z. B. die Frage nach depressiven Episoden und sagte: »Ich kenne nur die Zeiten, in denen ich mich unwiderstehlich fühle, voller Tatendrang bin und z. B. in der U-Bahn stehe und denke, dass alle Frauen mich wollen. Wenn sie mich ansehen, weiß ich, dass sie mich wollen, wenn sie mich nicht ansehen, sind sie nur zu schüchtern, mich direkt anzusehen.« Im Verlauf der Behandlung stellte sich heraus, dass es auch Phasen gab, in denen es ihm nicht so gut ging. Dann fühlte er sich z. B. einsam, aber die Kriterien für eine depressive Episode erfüllte er tatsächlich nie.

Denken Sie, dass man in seinem Fall dann doch eher von einer manischen Störung oder unipolaren Manie sprechen sollte? Vielleicht stimmt das, aber da im Verlauf doch voll ausgeprägte depressive Phasen auftreten können und viele Betroffene zumindest leichte depressive Einbrüche erleben, spricht man auch bei Wolf von einer bipolaren Störung.

Unipolar versus bipolar. Auch wenn die Diagnose »unipolare Manie« nicht wirklich vergeben wird, so ist in Fachkreisen der Begriff »unipolare Störung« weit verbreitet. Dies ist dann der Fall, wenn Betroffene ausschließlich unter Depressionen leiden. Synonym wird auch von einer unipolaren Depression oder monopolaren Störung gesprochen.

Wie schon gesagt: Um die Diagnose einer bipolaren Störung zu vergeben, reicht das Vorliegen manischer Symptome aus. Für die Diagnosestellung »bipolar« sind depressive Phasen nicht erforderlich. Für die Behandlung ist die richtige Diagnose wichtig, denn davon hängt ab, welche Behandlung empfohlen wird.

Achtung bei Selbsttests

Es gibt Fragebogen zum Selbsttest, z. T. auch im Internet. Der Wunsch, selbst abzuschätzen, inwieweit möglicherweise einmal eine hypomanische oder ernsthafte manische Symptomatik vorlag, ist verständlich, aber beachten Sie bitte, dass solche Fragebogen keine Diagnose durch einen Fachmann ersetzen. Es kann hier nicht im Detail ausgeführt werden, aber solche Fragebogen erlauben weder eine Diagnose noch den Ausschluss einer bipolaren Störung. Es kann einem z. B. selbst sehr schwer fallen, einzuschätzen, ob es zu Problemen und Schwierigkeiten kam. Manchmal sieht man die Dinge auch anders als Freunde oder Angehörige, die Veränderungen im eigenen Verhalten kommentieren oder schon mal halb im Spaß fragen: »Was für Drogen nimmst du denn zurzeit?«, »Hast du zu viel getrunken?« Da helfen dann auch keine Fragebogen. Selbst Fachleute setzen Fragebogen nur als Hilfsinstrumente ein und nicht zur tatsächlichen Diagnosestellung.

Falls Sie einen solchen Fragebogen ausgefüllt haben und an Ihren Partner, Ihre Partnerin, einen anderen Angehörigen oder Bekannten dachten, gilt das Gleiche: Auch wenn das Ergebnis Ihre Erwartungen oder Befürchtungen bestätigt, erlaubt dies keine Ferndiagnose und kann kein Gespräch der Betroffenen mit einem Facharzt und Psychologen ersetzen.

Andrea, 42, wandte sich an uns, weil ihr Lebenspartner seit einigen Monaten »so anders« sei. Sie berichtete, dass er vermehrt abends allein oder mit Freunden wegginge und sich überflüssige Dinge kaufe (z. B. eine Uhr), was jedoch nicht – wie früher – gemeinsam besprochen werde. Außerdem reagiere er oft sehr gereizt auf sie. Ein Gespräch mit ihm und mit beiden zusammen ergab keine Hinweise darauf, dass eine Manie vorlag, sondern dass es in der Partnerschaft massive Probleme gab, über die bislang nicht gesprochen wurde. Diese hatten dazu geführt, dass es immer mehr zu Missverständnissen, Misstrauen und Streitigkeiten kam.

! Nur ein Fachmann kann eine Diagnose stellen. Fragebogen und Symptomlisten können nur ein Indiz sein, ersetzen aber kein ausführliches Gespräch mit einem Fachmann. Nur er kann klären, ob die eigenen Stimmungsschwankungen – die Hochs und Tiefs, die man von sich kennt – so intensiv und dauerhaft sind, dass man von einer bipolaren Störung sprechen und sie behandeln sollte.

Gibt es objektive Kriterien für die Diagnose »bipolar«?
Wie Sie wahrscheinlich aus dem Vorhergesagten erahnen, gibt es für die Diagnosestellung »bipolare Störung« keine objektiven Kriterien wie z. B. Veränderungen im Blutbild, Hormonspiegel etc., sondern nur subjektiv erlebte oder von anderen beobachtete Veränderungen im Verhalten und Erleben. Es kann deshalb auch passieren, dass zu Beginn der Erkrankung nicht die richtige Diagnose gestellt wird. Dies geschieht vor allem dann, wenn bislang in erster Linie depressive Symptome aufgetreten sind. Wenn Depressionen zuerst auftreten, können wir eigentlich noch gar nicht sagen, ob wir es langfristig mit einer depressiven oder mit einer bipolaren Störung zu tun haben. Ähnliches gilt, wenn im akuten Zustand sog. psychotische Symptome vorherrschen.
Störung oder Erkrankung? Beim Lesen ist Ihnen vielleicht immer wieder aufgefallen, dass manchmal von Störung und manchmal von Erkrankung gesprochen wird. Manche Betroffene bevorzugen den Begriff der Erkrankung, andere bevorzugen den Begriff Störung. In diesem Buch werden beide gleichbedeutend benutzt. Formal richtig wäre allerdings hier der Begriff Störung. Das hängt damit zusammen, dass für den Bereich der psychischen Probleme in den Diagnosesystemen der Begriff der Erkrankung irgendwann gestrichen wurde. Der Grund hierfür ist, dass Erkrankung im medizinischen Sinn immer auch bedeutet, dass es eine bekannte und nachweisbare organische Ursache gibt (wie z. B. einen Tumor, eine bakterielle Infektion). Dies ist aber bei bipolaren Störungen nicht der Fall.

2.3 Welche Formen der bipolaren Störung gibt es?

Es gibt erhebliche individuelle Unterschiede in der Häufigkeit und Art der Krankheitsphasen, die Menschen mit einer bipolaren Störung erleben. Manche Betroffene haben etwa gleich häufig depressive und manische Episoden; bei anderen hingegen dominieren entweder depressive oder manische Episoden. Andere wiederum erleben immer nur leichte maniforme Zustände, sog. hypomane Episoden.

»Switchen« (Kippen). Bei etwa 50–60 % der manischen Episoden tritt entweder vorher oder nachher eine depressive Episode auf. Das bedeutet, man kippt von einer Manie in eine Depression oder umgekehrt. Man spricht auch vom sog. Switchen. Bei manchen passiert dies scheinbar über Nacht, in den meisten Fällen erfolgt jedoch ein eher schleichender Übergang. Ellen, 50, berichtet: »Ich fühle mich gut, schlafe nur wenig, bin kreativ und plane doch noch meine Doktorarbeit. Nennen wir es Champagnerlaune, Tag für Tag, Woche für Woche, und dann fällt der Vorhang: alles grau, alles schwarz, keine Hoffnung mehr, alles vorbei.« Bei vielen Betroffenen gibt es aber keinen zeitlichen Zusammenhang von manischen und depressiven Episoden, d. h. es können Monate oder sogar Jahre zwischen Depressionen und (Hypo-)Manien liegen. Auch wenn immer primär von Manien gesprochen wurde, so gilt dasselbe für die bereits erwähnten »affektiven Episoden mit gemischten Merkmalen«.

Und jetzt Sie: Wie sieht das Muster bei Ihnen aus? Folgen bei Ihnen die Manien immer den depressiven Phasen? Oder ist es umgekehrt? Oder liegen oft Monate oder Jahre zwischen solchen Phasen?

Verlauf. Im Durchschnitt treten in den ersten zehn Jahren der Erkrankung vier Episoden auf. Bei Männern beginnt es häufiger mit einer Manie, während bei Frauen eher depressive Episoden am Anfang stehen. Obwohl manchmal Jahre zwischen den ersten zwei oder drei depressiven oder manischen Krankheitsepisoden vergehen können, häufen sich bei fehlender Behandlung oft die Episoden. Die Abstände zwischen maniformen und depressiven Episoden und somit die Zeit, in der es vielen Betroffenen relativ gut geht, können ohne Behandlung zunehmend kürzer werden. Vielleicht haben Sie bereits von sog. Winterdepressionen gehört. Etwas Ähnliches kann auch in einigen Fällen bei der bipolaren Störung beobachtet werden. Es kann zu jahreszeitlich bedingten Schwankungen kommen, in denen z. B. Manien eher in den frühen Sommermonaten auftreten, während sich die depressiven Episoden in den Wintermonaten häufen. Bei einer sehr kleinen Anzahl von Menschen kann dieser Wechsel von manischen und depressiven Episoden sehr häufig sein, bis hin zu einem ständigen Vorhandensein von Symptomen das ganze Jahr hindurch. Glücklicherweise verläuft die Erkrankung aber meist phasenhaft, und ca. 50 % der Betroffenen sind zwischen akuten Episoden weitgehend symptomfrei.

Dauer der Episoden. Die einzelnen Krankheitsphasen können Tage, Wochen oder Monate andauern. Unbehandelt halten manische und hypomane Episoden im Durchschnitt meist nur einige Monate an, während Depressionen oft länger als ein halbes Jahr andauern. Wie bereits erwähnt zeigen einige Personen zwischen solchen manischen und depressiven Episoden überhaupt keine Symptome. Man spricht in diesem Fall von einer sog. vollständigen Remission (= Erholung). Bei etwa 30–50 % bleiben jedoch Symptome übrig, wie z. B. soziale oder berufliche Probleme, leichte Depressivität oder mäßige Stimmungsschwankungen mit sich abwechselnden Hochs und Tiefs.

Begriffe und Definitionen

Für die Abrechnung mit den Krankenkassen ist das Diagnosesystem der Weltgesundheitsorganisation (WHO) entscheidend, das nur von bipolar affektiver Störung spricht. Eine Unterscheidung, die von psychiatrisch-psychologischer Seite oft getroffen wird und die im Hinblick auf Verlauf, Prognose und Behandlung zunehmend an Bedeutung gewinnt wird, ist im Folgenden dargestellt.

Bipolar-I-Störung. Hierbei handelt es sich um die Diagnose, die traditionell als manisch-depressiv bezeichnet wird. Betroffene haben manische oder gemischte Episoden und zeigen meistens auch depressive Phasen. Wenn man zum ersten Mal erkrankt und es sich dabei um eine manische Episode handelt, wird dennoch oft direkt die Diagnose einer Bipolar-I-Störung gestellt, obwohl zumindest die WHO die Diagnose einer einzelnen manischen Episode als Diagnose erlaubt. Der Grund dafür ist, dass sehr wahrscheinlich in der Zukunft weitere maniforme Phasen auftreten. Es ist ebenso wahrscheinlich, dass irgendwann zusätzlich depressive Episoden hinzukommen. Es gibt offiziell keine Diagnose »unipolar manisch«. Das heißt, dass die Diagnose einer Bipolar-I-Störung auch dann gestellt wird, wenn der Verlauf der Erkrankung primär durch manische Zustände charakterisiert ist und keine deutlichen depressiven Phasen zu beobachten sind.

Bipolar-II-Störung. Wenn bei Ihnen oder Ihrem Angehörigen diese Diagnose gestellt wurde, bedeutet dies, dass zwar hypomane und depressive Episoden in der Vorgeschichte festzustellen, aber keine voll ausgeprägten manischen Phasen aufgetreten sind. Diese Form ist sowohl für den Fachmann als auch für Betroffene und Angehörige deutlich schwerer zu erkennen, da die Hypomanie oft übersehen wird. Der Betroffene scheint nur etwas aufgedreht, etwas überschießend oder überspannt zu sein. Die Betroffenen fühlen sich selbst gut, glücklich und voller Energie. Ernsthafte Schwierigkeiten und massive Auseinandersetzungen treten nicht auf.

Jetzt stellt sich Ihnen vielleicht die Frage, warum wir die Diagnose brauchen, wenn keine ernsthaften Schwierigkeiten auftreten? Wenn man unter einer Bipolar-II-Störung leidet, werden hypomane Episoden oft übersehen und nicht berichtet. Man sucht nur bei Depressionen professionelle Hilfe auf. Daraus kann ein Problem resultieren, auch wenn sich die Experten hier nicht ganz einig sind: Durch eine Behandlung nur mit Antidepressiva können hypomane Phasen ausgelöst werden. Manche Experten befürchten, dass dadurch die Wechsel von depressiven und hypomanen Episoden häufiger werden. Obwohl das Risiko relativ klein ist, so kommt hinzu, dass etwa 1% der Patienten mit einer Bipolar-II-Störung im Verlauf ihres Lebens Symptome zeigen, die den Schweregrad einer Manie erreichen und somit dann eine Änderung der Diagnose in »Bipolar I« erforderlich machen.

Unabhängig davon darf nicht vergessen werden, dass man aus klinischer Erfahrung leider folgende Regel ableiten muss: Es gibt anscheinend kaum eine Hypomanie ohne den Preis der Depression. Das bedeutet: Sosehr Sie evtl. und verständlicherweise die Produktivität und Kreativität, den »Kick« oder das »Champagnergefühl« in solchen Zeiten genießen, sosehr ist es leider wahrscheinlich, dass der depressive Einbruch früher oder später folgen wird.

Rapid Cycling. Eine Unterform der Bipolar-I- und -II-Störung ist das Rapid Cycling: Von diesem Typ spricht man dann, wenn Betroffene mindestens vier Krankheitsepisoden pro Jahr haben. Es ist dabei unerheblich, ob es sich um depressive, gemischte, hypomane oder manische Episoden handelt. Dieses Muster zeigt sich bei etwa 5–15 % der Betroffenen. Im deutschen Sprachraum gibt es keine allgemein gültige Übersetzung für dieses Rapid Cycling. Die Betroffenen könnte man als »schnelle Episodenwechsler« bezeichnen. Eine gute Nachricht gibt es jedoch für die Betroffenen: Dieses Rapid Cycling stellt für die meisten nur eine vorübergehende Komplikation des Verlaufs dar und verschwindet wieder.

Zyklothyme Störung. Verwandte Begriffe sind Zyklothymie oder Zyklothymia. Es handelt sich hier einerseits um die leichteste Form der bipolaren Störungen, aber auch um die chronischste. Wenn bei Ihnen oder Ihrem Angehörigen diese Diagnose gestellt wurde, bedeutet das, dass Sie ständig zwischen leichten depressiven Phasen und hypomanen Zuständen hin und her schwanken. Die Depressionen erreichen nicht die Intensität und Dauer wie bei Bipolar-I- oder -II-Störungen. Die Stimmungsschwankungen halten allerdings mehrere Jahre an, und es gibt kaum längere Zeiten, in denen die Betroffenen eine ausgeglichene, stabile Stimmung erleben. Mindestens zwei Jahre müssen hypomane und leichte depressive Symptome sich immer wieder abwechseln und fast ständig vorliegen, damit wir von einer zyklothymen Störung sprechen.

Es ist nicht erforscht, wie viele Menschen zyklothym sind. Es gibt jedoch Hinweise, dass einige Patienten mit einer Bipolar-I- oder -II-Störung vor Diagnosestellung die Kriterien für eine zyklothyme Störung erfüllt haben dürften.

! Früher wurden Begriffe wie »Zyklothymie« bzw. »zyklothyme Psychose« weitgehend gleichbedeutend mit den Termini »manisch-depressiv« oder »bipolar« benutzt. Deswegen kann es passieren, dass Ihr Arzt oder Psychologe diese Begriffe gebraucht. Fragen Sie nach, was er mit dem genannten Begriff konkret meint.

2.4 Was kann »bipolar« aussehen und ist es nicht?

Schizophrenie. Manchmal wird in den Medien hier von Persönlichkeits- oder Bewusstseinsspaltung gesprochen – ein Begriff, der so nicht stimmt. Es gibt kein bestimmtes Symptom, das 100%ig charakteristisch wäre. Das bedeutet, dass wir nicht immer sofort eindeutig sagen können, ob es sich um eine Schizophrenie, eine schizoaffektive oder eine bipolar affektive Störung handelt. Bei der Schizophrenie ist aber das Denken, die Aufmerksamkeit, die Wahrnehmung von Dingen und das motorische Verhalten meistens massiv beeinträchtigt, und dies betrifft auch die Bewältigung des Alltags. Es treten Wahnvorstellungen auf, z. B. ist sich jemand sicher, von einer Person, einer Organisation oder Außerirdischen verfolgt zu werden (Verfolgungswahn), oder glaubt, dass Dinge in der Umgebung eine für ihn ganz besondere Botschaft enthalten oder die Personen im Fernseher oder im Radio direkt mit ihm sprechen (Beziehungswahn). Andere Beispiele wären die Befürchtung, dass die eigenen Gedanken laut sind und von anderen gehört werden oder dass einem Gedanken von außen eingegeben oder entzogen werden.

Oft haben Betroffene Halluzinationen, sprich Sinneswahrnehmungen ohne einen entsprechenden Reiz in der Umwelt, meistens in Form von Stimmen, die sich miteinander unterhalten oder die das eigene Verhalten kommentieren oder einem Befehle geben (akustische Halluzinationen). Halluzinationen können aber auch in anderen Sinnesgebieten auftreten, z. B. taktil. Ein Beispiel hierfür wäre, dass jemand spürt oder »weiß«, dass er ständig mit Röntgenstrahlen attackiert wird. Oft sind die Betroffenen sehr erregt – ähnlich wie manische Patienten –, und die Sprache kann unzusammenhängend werden. Andere Patienten zeigen keinen Gefühlsausdruck und interessieren sich für nichts mehr, sprechen kaum noch oder wiederholen immer wieder das Gesagte. Auch die Körperpflege wird u. U. vernachlässigt.

Eventuell denken Sie jetzt, dass manche dieser Symptome auch bei bipolaren Störungen genannt wurden oder dass Sie manche Symptome sogar von sich selbst kennen. Manche dieser sog. psychotischen Symptome erinnern an die bipolarer Störungen – aber keine Sorge: Für die genaue Unterscheidung gibt es erfahrene Fachleute.

Schizoaffektive Störung. Bei dieser Störung treten Symptome auf, wie sie zuvor bei der Schizophrenie beschrieben wurden, und es treten phasenweise auch Symptome auf, wie sie typisch für Depressionen oder Manien sind. Der genaue Verlauf der verschiedenen Symptome ist hier für die Abgrenzung zu einer Bipolar-I-Störung entscheidend – dies im Detail verständlich zu erklären, würde aber zu weit führen.

Persönlichkeitsstörungen. Ein anderer Bereich, den wir erwähnen müssen, ist der der Persönlichkeitsstörungen. Dieser Bereich ist auch deshalb wichtig, weil Sie als Betroffene sich evtl. schon gefragt haben, ob diese deutlichen Schwankungen in Ihrer Stimmung und in Ihrem Antrieb Ihren Charakter ausmachen und wer Sie eigentlich wirklich sind. Oder als Angehörige haben Sie sich vielleicht schon die Frage gestellt, ob sich die Persönlichkeit einer Person, die man gut kennt und mag, so sehr ändern kann, dass man die Person fast nicht wiedererkennt. Insbesondere, wenn die Manie oder Depression nicht sehr stark ausgeprägt ist oder keine Symptome oder Verhaltensweisen auftreten, die auch jeder Laie als auffällig, merkwürdig oder verrückt bezeichnen würde (z. B. vermeintliche Selbstgespräche, sich für Jesus halten), stellt sich für viele diese Frage: Ist das wirklich krank oder doch Ausdruck der Persönlichkeit?

Sandra, 38, ist verheiratet mit Matthias und sprach ihren Ehemann darauf an, dass er in den letzten Tagen und Wochen wiederholt Geld vom gemeinsamen Konto abgehoben habe. Normalerweise redeten sie vorab darüber, wenn sich größere Geldabhebungen abzeichneten. Sie hatte auch registriert, dass ihr Ehemann in letzter Zeit weniger schlief oder frühmorgens im Bad bereits zu singen anfing, was er sonst nicht tat. Darauf angesprochen, sagte er in gereiztem Ton: »Mit uns ist in letzter Zeit im Bett ja nicht viel los, und ab und zu brauche ich mal was Junges und Frisches, sonst wird es langweilig.« Sandra verletzte das sehr. Zudem hatte sie Angst, dass dies der Anfang vom Ende sein könnte und er sie und die Familie verlassen würde. Damals wusste noch keiner, dass Matthias zu der Zeit manisch war. Solche Phasen kamen mehrmals vor. Sie dauerten im Durchschnitt zwei bis drei Monate; erst nach weiteren fünf Episoden wurde die Diagnose »bipolar« gestellt und eine Behandlung eingeleitet. Sandra hatte in ihrer Ehe über Jahre hinweg Höhen und Tiefen erlebt, die sie sich und dem Charakter ihres Mannes zugeschrieben hatte, ohne zu wissen, dass beide in den Strudel einer bipolaren Störung geraten waren.

Wenn die manischen und depressiven Symptome nicht so massiv und offensichtlich sind, kann es auch Fachleuten passieren, dass sie nicht an eine episodisch verlaufende affektive Störung denken, sondern an eine Persönlichkeitsstörung.

Borderline oder narzisstische Persönlichkeitsstörung. Beim Thema bipolare Störungen ist die Abgrenzung vor allem zu zwei sog. Persönlichkeitsstörungen sehr wichtig: Die Borderline- (bzw. emotional instabile) Persönlichkeitsstörung sowie die narzisstische Persönlichkeitsstörung. Bei der Borderline-Persönlichkeitsstörung ist kennzeichnend, dass die Stimmung und das Selbstbild der Betroffenen sehr stark schwanken, dass die Beziehungen zu anderen durch Extreme charakterisiert sind, dass impulsives und selbstverletzendes Verhalten (z. B. sich schneiden, sich verbrennen) zu beobachten ist oder auch wiederholt Suiziddrohungen ausgesprochen werden. Oft zeigt sich bei Betroffenen eine deutlich gesteigerte Empfindlichkeit gegenüber subjektiv wahrgenommener Ablehnung oder vermeintlicher Zurückweisung durch andere, die dem impulsiven oder selbstverletzendem Verhalten vorausgehen.

Die andere Persönlichkeitsstörung, die wir häufig als Vordiagnose in den Akten bipolarer Patienten finden, ist die narzisstische Persönlichkeitsstörung. Es handelt sich hier um Personen, die immer wieder ihre eigenen besonderen Fähigkeiten und Leistungen betonen, glauben, dass sie eine besondere Behandlung durch Dritte (z. B. Freunde, Behörden, im Restaurant) verdienen und nur von besonderen Personen verstanden werden (z. B. mit hoher beruflicher Position oder Autorität). Sie nutzen andere oft aus, um eigene Bedürfnisse und Ziele durchzusetzen, und legen oft arrogante, überhebliche Einstellungen an den Tag.

Bipolar oder Persönlichkeitsstörung? Denken Sie, dass manches davon durchaus auch Anzeichen für eine bipolare Störung sein könnte? Da haben Sie Recht, aber es gibt auch Unterschiede: Im Falle von Persönlichkeitsstörungen sind solche Verhaltensweisen typisch für die jeweilige Person. Sie treten zudem nicht phasenweise auf. Sie treten auch nicht gepaart mit anderen Symptomen auf, wie z. B. vermehrter Energie, verringertem Schlafbedürfnis und gesteigertem sexuellen Interesse. Unsere Erfahrung legt nahe, dass z. B. insbesondere Betroffene mit einer Bipolar-II-Störung (d. h. mit depressiven und hypomanen Episoden) oft im Vorfeld fälschlicherweise die Diagnose einer Borderline-Persönlichkeitsstörung erhalten haben. Manchmal kann es aber auch gerechtfertigt sein, die Diagnose bipolar und die Diagnose einer Persönlichkeitsstörung bei ein und derselben Person gleichzeitig zu stellen. Das vermag aber nur der Fachmann.

Organisch bedingte affektive Störungen. Ein Bereich wurde bislang ausgespart, nämlich die Tatsache, dass eine maniforme, gemischte oder depressive Symptomatik auch Anzeichen einer organischen Erkrankung sein kann. Oft wird in Fachkreisen dann z. B. von einer sekundären Manie oder sekundären Depression gesprochen. Es würde den Rahmen sprengen, hier alle möglichen medizinischen Krankheitsfaktoren aufzulisten und zu erklären, die u. U. affektive Symptome hervorrufen können – als Beispiele seien aufgeführt: Störungen der Schilddrüse, Schlaganfall, Multiple Sklerose, Chorea Huntington, HIV, Gehirntumor, Epilepsie (v. a. Temporallappenepilepsie) oder Gehirnläsion (z. B. nach einem Motorradunfall).

Um einem Missverständnis vorzubeugen: Wenn wir von »organisch bedingt« sprechen, ist damit ein Krankheitsfaktor gemeint, der eindeutig als Ursache für die Symptome verstanden wird. Ein Beispiel: Eine Depression im Zusammenhang mit einem Gehirntumor wird nur dann als organisch bedingt gewertet, wenn die Behandlung und die Beseitigung des Tumors dazu führen würde, dass die depressiven Symptome verschwinden. Der Gehirntumor hätte somit die Depression ausgelöst. Möglicherweise werden Sie jetzt sagen, dass viele Menschen depressiv werden, wenn sie Krebs haben – bei einer erfolgreichen Tumorbehandlung geht es ihnen auch psychisch besser. Das stimmt selbstverständlich. Wenn die Depression jedoch eine *Reaktion* auf die Diagnose Krebs und deren mögliche Konsequenzen ist, würde man nicht von »organisch bedingt« sprechen. Während man im letzteren Fall erwarten würde, dass z.B. die Unterstützung durch Familie und Freunde oder Gespräche mit einem Seelsorger oder Psychotherapeuten helfen, wieder Hoffnung zu fassen oder mit den Ängsten umzugehen, wäre dies im Fall einer organisch bedingten Symptomatik relativ unbedeutend für den Verlauf.

! Möglicherweise machen Sie sich jetzt Sorgen, inwieweit es sich in Ihrem Fall oder bei Ihrem Angehörigen um eine körperliche Erkrankung handeln könnte anstatt um eine bipolare Störung. Sie können davon ausgehen, dass der behandelnde Arzt immer vor der Diagnosestellung und bei spezifischem Verdacht auf mögliche organische Ursachen eine entsprechende medizinische (z.B. neurologische) Untersuchung zur Abklärung durchführen oder veranlassen wird. Falls Sie sich diesbezüglich aber dennoch Sorgen machen oder Fragen haben, sprechen Sie es offen bei einem Arzt an.

2.5 In welchem Alter treten bipolare Störungen auf?

Die bipolaren Störungen treten typischerweise erstmalig in der Jugend oder im frühen Erwachsenenalter auf. Bei manchen beginnen sie schleichend, wie z.B. bei Gerrit, 27, den Sie bereits kennen gelernt haben und der schon in der Schulzeit Stimmungsschwankungen erlebte. Oder es zeigen sich keine deutlichen Vorboten, wie bei Susanne, 43. Susanne traf die bipolare Erkrankung subjektiv wie ein Blitz aus heiterem Himmel. Sie erzählt, dass sie eine sehr gute Schülerin war, politisch interessiert und engagiert. Sie studierte Pädagogik, bis die erste Manie inklusive psychotischer Symptome in ihr Leben trat und alles veränderte. Sie brauchte keinen Schlaf mehr, hielt sich für die beste Pädagogin, die auch ohne eine Abschlussprüfung genial sein werde. Außerdem hatte sie damals die Wahnvorstellung entwickelt, als Einzige erkannt zu haben, dass um sie herum die Nazis ein Netz gesponnen hätten, um wieder an die Macht zu kommen – in dieses Netz seien auch ihre Eltern verwickelt.

Rückschau. Wenn Sie für sich überlegen, auf wann Sie den Beginn der eigenen Erkrankung oder der Ihres Angehörigen oder Bekannten datieren, so kann es sein, dass Sie ihn an einem bestimmten Ereignis festmachen. Für viele Betroffene liegt dieser Beginn im ersten Kontakt zu einem Psychiater oder Psychologen. Oft wird das Alter herangezogen, in dem die erste medizinisch-psychologische Behandlung oder der erste stationäre Aufenthalt in einer Klinik stattfand, um zu bestimmen, wann die bipolare Störung begann. Mit dieser Art der Rückschau kommt man zu dem folgenden Ergebnis: Die meisten erkranken im Alter von etwa 25 Jahren.

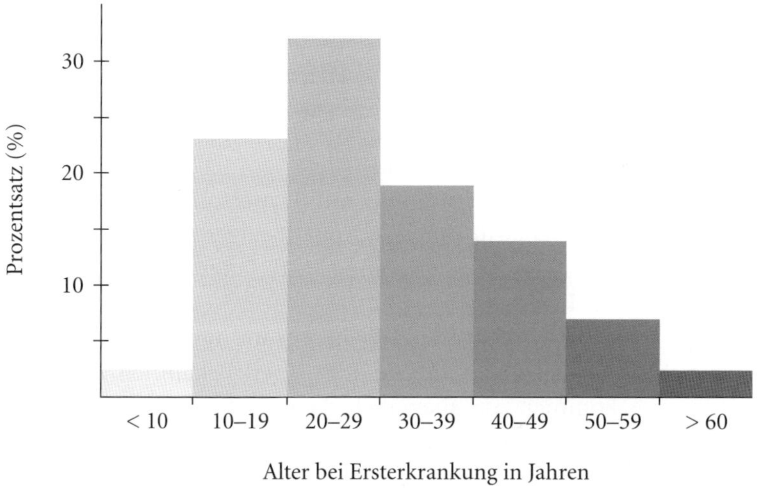

Abbildung: Altersverteilung Geschätzter Prozentsatz von Ersterkrankungen in unterschiedlichen Altersgruppen. Hier wird deutlich, dass die meisten im Alter von 20–29 Jahren erkranken. Die Mehrheit der Betroffenen – schätzungsweise 60 % der Patienten – erlebt ihre erste Episode vor dem 30. Lebensjahr. Die Erfahrung zeigt aber, dass oft viele Jahre zwischen dem Auftreten der ersten Symptome und der ersten Behandlung vergehen.

Nur bei 50 % beginnt alles mit einer Manie. Sofern die Erkrankung mit einer manischen Episode beginnt, wird meistens gleich die richtige Diagnose gestellt. Tritt jedoch zuerst eine Depression auf, stellt sich ein Problem. Warum? Erst wenn mindestens eine depressive *und* eine manische, gemischte bzw. hypomane Krankheitsphase in der Anamnese vorliegt, kann die Diagnose »bipolar« gestellt werden. Obwohl die Vorstellung weit verbreitet ist, dass die Betroffenen direkt von einer Depression in eine Manie kippen oder umgekehrt, ist dies bei vielen nicht der Fall. Da die Episoden nicht unbedingt zeitlich eng aufeinander folgen müssen, bedeutet dies, dass es lange dauern kann, bis die korrekte Diagnose zu stellen ist. Das betrifft etwa die Hälfte der Betroffenen, da nur bei etwa 50 % der Personen die bipolare Störung mit einer maniformen Symptomatik beginnt, während die anderen 50 % zuerst eine depressive Phase erleben.

Leider haben wir keine Kriterien, um beim erstmaligen Auftreten einer Depression zu entscheiden, ob es sich nicht doch um eine bipolare Störung handeln könnte. Anhaltspunkte, die jedoch dafür sprechen, wären:

- bipolare Erkrankungen sind in der Familie bzw. Verwandtschaft bereits aufgetreten bzw. diagnostiziert
- schwere depressive Symptome mit Hypersomnie (vermehrtes Schlafen statt Schlafstörungen), Appetitsteigerung und deutliche psychomotorische Verlangsamung (z. B. langsameres Sprechen, langsameres Bewegen)
- erste schwere depressive Episode bereits im Jugendalter

Vielleicht trifft das genau auf Sie oder Ihren Bekannten zu. Möglicherweise kommen Sie aber auch zu dem Schluss, dass das so überhaupt nicht stimmig erscheint, also z. B. Ein- oder Durchschlafstörungen in depressiven Zuständen dominieren und keine psychiatrischen Störungen im familiären Umfeld bekannt sind. Beides kann sein, da dieses Muster nicht in allen Fällen zutrifft. Deswegen handelt es sich hier auch nur um Indizien.

Kindesalter und höheres Lebensalter. Aus der Abbildung wird ersichtlich, dass es auch Fälle gibt, bei denen die ersten Anzeichen in der Kindheit auftreten oder erst im höheren Lebensalter. Dass depressive Symptome auch vor dem Jugendalter auftreten können, wird weltweit bestätigt. Ob bei Kindern (vor der Pubertät) bereits manische Symptome diagnostiziert werden können und sollten, ist umstritten. Bei Kindern ist es sehr schwierig, die Diagnose einer bipolaren Störung zu stellen, da die Symptomatik längst nicht so eindeutig ist. In ausgeprägter Form scheinen bipolare Störungen im Kindesalter jedoch relativ selten, und die Diagnose wird in Deutschland in diesem Alter kaum gestellt.

Wenn jemand hingegen Symptome einer bipolaren Störung erst sehr spät entwickelt, muss in Betracht gezogen werden, dass eine medizinisch-organische Ursache vorliegt – das wurde weiter oben beschrieben. Das heißt, es würde sich dann um eine sekundäre affektive Störung handeln, z. B. infolge neurologischer Erkrankungen oder hormoneller Störungen.

3 Was ist die Ursache?

Eine der Fragen, die Betroffene, Angehörige und Freunde am meisten beschäftigt, ist die Frage nach dem Warum und Woher der Erkrankung. Wenn es um psychische bzw. psychiatrische Erkrankungen geht, existieren die abstrusesten Vorstellungen darüber. Selbst Betroffene und deren Angehörige kämpfen oft mit eigenen Vorurteilen und Ängsten. Die folgenden Informationen möchten dazu beitragen, einige Vorurteile, Ängste und Missverständnisse abzubauen und bipolar affektive Störungen als das zu sehen, was sie sind: Krankheiten wie andere auch, mit dem Unterschied, dass sie sich vor allem in der Stimmung, im Antrieb und im Verhalten zeigen.

3.1 Werden bipolar affektive Störungen vererbt?

Eventuell haben Sie sich – sofern Sie selbst betroffen sind – gefragt, ob Sie Kinder haben sollten. Und falls Sie Kinder haben oder planen, entstand Ihnen die Sorge, ob diese dann auch erkranken werden? Das sind Fragen, die Betroffene häufig beschäftigen.

Genetik. Die bipolaren Störungen treten *familiär gehäuft* auf. Was bedeutet das? Wenn in der Verwandtschaft jemand an einer bipolaren Störung erkrankt ist, dann ist das Risiko für die Angehörigen größer, selbst mehr oder weniger starke Schwankungen in der Stimmung und im Antrieb zu erleben. Es treten bei Verwandten ersten Grades (Eltern, Kinder und Geschwister) eines Betroffenen häufiger bipolare und depressive Störungen auf als bei Verwandten von Personen ohne psychische Erkrankungen. Im Vergleich: Ohne familiäre Belastung liegt das Risiko für eine bipolare Störung bei ca. 1 %, während bei Verwandten ersten Grades das Risiko bei ca. 10–20 % liegt. Außerdem gilt: Je mehr Personen in der Verwandtschaft erkrankt sind, desto höher ist auch das Risiko für die anderen, zu erkranken.

Erkrankungen sind nicht immer bekannt. Wenn die eigenen Eltern oder Geschwister erkrankt sind, ist die Wahrscheinlichkeit hoch, dass man von einer entsprechenden Erkrankung weiß. Gleichzeitig kennen wir von unseren Patienten dass Problem, dass manche Menschen versuchen, die Krankheit geheim zu halten.

Ralf, 65, erlebte die erste depressive Phase mit 34 und die erste Manie mit 37 Jahren. Da zwischen den Episoden – bis Ralf Mitte 50 war – Jahre vergingen, hatten seine Kinder diese in der Zeit, als sie noch zu Hause lebten und keine eigene Familie hatten, nicht wirklich miterlebt. Im Alter von etwa Mitte 50 wurde bei Ralf durch das Absetzen von Lithium bei gleichzeitiger weiterer Einnahme eines Antidepressivums ein Rapid-Cycling-Muster ausgelöst. Ralf wurde jetzt fast regelmäßig in einem Zweimonatsrhythmus depressiv und manisch. Seine Kinder hatten inzwischen das Elternhaus verlassen und bekamen die ständigen Stimmungs- und Antriebsschwankungen nicht mit. Sofern Besuche, Geburtstage oder ähnliche Anlässe anstanden, wurden unterschiedliche Ausreden gefunden, um absagen zu können und die Kinder mit dem eigentlichen Problem nicht zu belasten.

Sind Sie bei diesem Beispiel gerade selbst im Kopf Ihr familiäres Umfeld bzw. Ihre Verwandtschaft durchgegangen? Fiel Ihnen eine Tante, ein Onkel oder ein Cousin ein, von denen man weiß, dass sie psychische Probleme hatten? Oder sind Ihnen Suizidversuche bei einem Angehörigen zweiten oder dritten Grades bekannt? Kamen Ihnen Gerüchte zu Ohren, dass jemand an Alkoholproblemen leidet? All dies *könnten* Hinweise dafür sein, dass Depressionen oder bipolare Erkrankungen vorliegen oder vorlagen. – Oft genug bleibt uns all das aber völlig unbekannt.

Chromosomen und Gene. Was davon wird vererbt? Eine genaue Antwort darauf gibt die Wissenschaft noch nicht – man vermutet eine Tendenz zur Instabilität der Stimmung oder des Aktivitätsniveaus. Die Forscher haben im Erbgut auf den Chromosomen einige Gene entdeckt, die im Zusammenhang mit bipolaren Störungen stehen könnten. Das bedeutet, dass man innerhalb von Familien, in denen mehrere Mitglieder betroffen waren, Gene identifizieren konnte, die nur die erkrankten Menschen aufwiesen. Diese Gene lagen also nicht bei den Familienmitgliedern vor, die gesund waren. Auch beim Vergleich von Patientengruppen mit unterschiedlichen Erkrankungen hat man Unterschiede im genetischen Code gefunden.

Solche Untersuchungen zeigen, dass verschiedene Gene eine Rolle spielen und dass bei bipolaren Störungen – wie z. B. auch bei verschiedenen anderen Krankheiten (Rheuma, Bluthochdruck) – verschiedene biologische und genetische Prozesse zusammenwirken.

> ! »Das« eine Gen, das bipolare Erkrankungen verursacht oder auslöst, gibt es nicht!

Was bedeutet das konkret für Sie oder Ihren Angehörigen? Erstens spielt die Genetik bei bipolaren Störungen eine große Rolle, und Sie können nichts für Ihre Anfälligkeit für extreme Stimmungs- und Antriebsschwankungen. Zweitens haben wir zwar keinen Einfluss auf unsere Gene – das heißt aber nicht, dass man nichts tun kann.

> ! Für unsere genetische Ausstattung können wir nichts, aber das bedeutet nicht, dass man dem Schicksal hilflos ausgeliefert ist.

Wenn Sie unter einer bipolaren Störung leiden und Ihr Partner bzw. Ihre Partnerin nicht, ist das Risiko für Ihr Kind, dass es ebenfalls eine bipolare Störung entwickelt, 1 zu 7. Die Wahrscheinlichkeit, eine (unipolare) Depression zu entwickeln, ist in diesem Personenkreis ebenfalls erhöht. Das Risiko, Depressionen zu erleben, ist dabei höher als das Risiko, bipolar zu werden.

Sind die Gene alles? Nein, die Gene sind definitiv nicht alles, denn sonst müssten bei eineiigen Zwillingen immer (!) beide erkranken, da deren genetische Ausstattung zu 100 % identisch ist. Dies ist aber nicht der Fall. Auch die Kinder von Betroffenen erkranken nicht alle. Wie bereits erwähnt, haben Kinder von Patienten mit einer bipolaren Störung ein erhöhtes Risiko, selbst depressive oder bipolare Störungen zu bekommen. Wie hoch ist dieses Risiko? Aufgrund verschiedener Untersuchungen kann man sagen, dass das Risiko bei ca. 20 % liegt. Mancher wird diesen Prozentsatz hoch finden. Im Vergleich zum Risiko in der Allgemeinbevölkerung von 1–5 % ist das Risiko sicherlich deutlich höher. Gleichzeitig bedeutet diese Zahl, dass in 80 % der Fälle die Kinder gesund bleiben.

Falls Sie sich die Frage stellen oder schon einmal gestellt haben, ob Sie Kinder haben sollten, kann man also sagen: Die Chancen stehen gut, dass diese nicht erkranken. Hinzu kommt, dass die Antwort auf diese Frage vielmehr von anderen Überlegungen abhängen sollte, wie z. B. folgende: Wie stabil und gut ist meine aktuelle Partnerschaft? Wie oft erlebe ich manische, depressive oder gemischte Episoden? Wie gut ist meine Gesundheit generell? Ist mein Zustand stabil genug, um mich um ein Kind zu kümmern?

! Eine genetische Veranlagung für etwas zu haben (ganz egal, ob für Diabetes, Multiple Sklerose, Herzerkrankungen oder bipolare Störungen), bedeutet, dass man diese Probleme eher bekommt als jemand, der nicht diese genetische Veranlagung hat. Es bedeutet aber nicht, dass man unausweichlich und in jedem Fall irgendwann krank wird. Es bedeutet außerdem auch nicht, dass man nichts tun kann, wenn die Erkrankung einmal ausgebrochen ist.

3.2 Wie erklärt man sich die Entstehung manischer und depressiver Episoden?

Die bisherige Forschung über bipolare Störungen legt nahe, dass es genetisch bedingt zu einer fehlenden Stabilität der Übertragung von Nervenimpulsen im Gehirn kommt. Dies macht Betroffene anfälliger gegenüber emotionalen und körperlichen Belastungen.

Neurotransmitter. Wenn aufregende Lebenserfahrungen oder Stress auftreten oder man zu wenig schläft, wenn man zu viel Alkohol oder Drogen zu sich nimmt, dann kann es zu einer sehr starken Stimulation bzw. Erregung führen. In einem Zustand starker Erregung arbeiten die normalen Gehirnmechanismen nicht mehr richtig.

Diese Mechanismen im Gehirn führen bei Menschen, die nicht an einer bipolaren Störung leiden, zu einer Gegensteuerung, so dass wieder Ruhe einkehrt. Bei Patienten mit einer erhöhten Anfälligkeit für bipolare Störungen scheint dies nicht der Fall zu sein. Das bedeutet, dass bestimmte chemische Botenstoffe oder Moleküle (sog. Neurotransmitter, z. B. Serotonin, Dopamin, GABA) nicht, zu wenig oder zu sehr aktiv sind, wenn Betroffene z. B. mit massivem Stress konfrontiert werden oder nicht hinreichend erholsamen Schlaf bekommen.

Ursache versus Auslöser. Wir gehen davon aus, dass Stress – auch massive traumatische Erfahrungen wie eine Vergewaltigung, Kriegserlebnisse oder Folter – keine bipolare Störung verursachen. Solche Erfahrungen können aber affektive Episoden auslösen, wenn eine genetische Veranlagung (s. u. Vulnerabilität) vorliegt. Es ist immer wichtig, zwischen Ursache und Auslöser zu unterscheiden. Stress und Belastungen sind oft *Auslöser* für manische, gemischte und depressive Episoden vor dem Hintergrund einer entsprechenden genetisch-biologischen Veranlagung. Stress und Belastungen sind aber nicht die *Ursache* für bipolar affektive Störungen.

Man geht von einer Wechselwirkung zwischen einer angeborenen oder erworbenen Anfälligkeit (= »Vulnerabilität«) und Umweltfaktoren, wie z. B. Stress oder familiäre Belastungen, aus. Diese Vorstellung ist den Modellen und Theorien ähnlich, die auch für andere psychische Störungen und organische Erkrankungen allgemein in Fachkreisen anerkannt sind. Als Beispiel hierzu seien Herzerkrankungen angeführt: Auch hier geht man davon aus, dass ein Mensch genetisch bedingt eine Neigung zu hohem Blutdruck oder einem hohen Cholesterin-Spiegel hat. Diese Faktoren führen dann allmählich zu einer Beeinträchtigung der Sauerstoffzufuhr zum Herzen. Unter Stress, bei starker körperlicher Belastung oder emotionaler Anspannung kann es plötzlich zu Brustschmerzen oder sogar zu einem Herzinfarkt kommen, wenn die Sauerstoffversorgung zu gering wird. Wichtig ist zudem zu beachten, dass das Risko unterschiedlich hoch sein kann, z. B. bei einer geringen genetischen Vorbelastung kann es sein, dass trotz zusätzlicher Riskofaktoren wie Rauchen oder Bewegungsmangel eine Person keinen Herzinfarkt erfährt. Umgekehrt haben wir wahrscheinlich alle schon von Fällen gehört, wo ein gesundheitsbewusster und sportlich aktiver Mensch einen Herzinfarkt hatte. Wahrscheinlich war in letzterem Fall die genetische Vorbelastung sehr hoch, so dass trotz eines relativ gesunden Lebenswandels das Herz anfälliger war als bei anderen. Ähnliche Vorstellungen hat man heute auch, wenn es um bipolare Störungen geht. Die Abbildung versucht dies zu veranschaulichen.

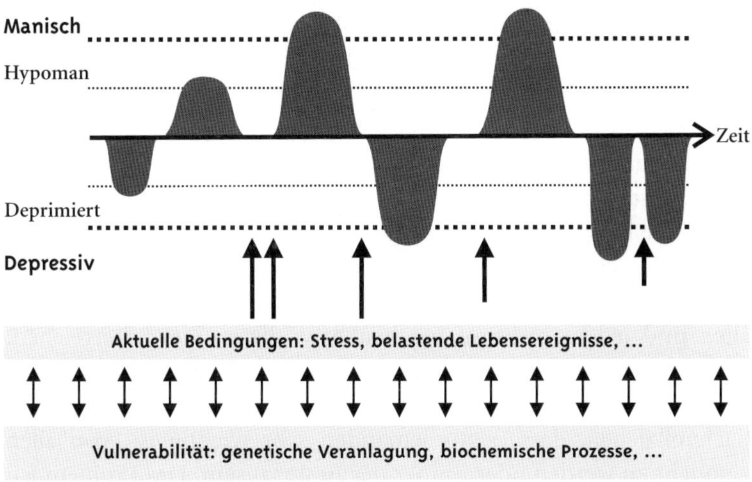

Abbildung Dies ist ein Beispiel für ein Schwellenmodell – es zeigt, wie bei einer bestimmten Person manische und depressive Episoden von Vulnerabilität und aktuellen Bedingungen abhängen (Abb. in Anlehnung an Goodwin & Jamison, 1990, Manic depressive illness. N.Y.: Guilford Press)

Vulnerabilität. Man kann Vulnerabilität mit Anfälligkeit oder auch Verletzlichkeit übersetzen. Gemeint sind dabei genetische und biologische Faktoren, die das Risiko erhöhen, eine bestimmte Erkrankung zu bekommen – in diesem Fall eine bipolare Störung. Diese Anfälligkeit besteht jedoch nicht nur aus biologisch-genetischen Faktoren, sondern wird auch durch unsere Lebensgeschichte mitbestimmt. Im Laufe unseres Lebens lernen wir ständig dazu, auch dadurch, dass wir andere mehr oder weniger zufällig beobachten, etwas ausprobieren oder bestimmte Erfahrungen machen. Manchmal sind diese Erfahrungen positiv und schützen uns vor psychischen Problemen. Es kann z. B. sein, dass man bei Eltern und Freunden miterlebt hat, wie diese konkret mit Stress umgehen, ohne zu verzagen, und Lösungen finden. Man hat gelernt, dass Ruhepausen, ein Bad nehmen, ein Buch lesen oder Musik hören in stressigen Zeiten entspannend sein kann. Manchmal erhöhen die Erfahrungen, die man macht, aber die eigene Anfälligkeit gegenüber psychischen Problemen – es kann sich dabei um sehr einschneidende Erlebnisse handeln, wie Gewalterfahrungen, sexuelle Übergriffe, aber auch um die langfristigen Folgen der Erkrankung. Solche Folgen der eigenen Erkrankung können sein, dass Sie oder Ihre Angehörigen sich ständig Sorgen machen, wann es wieder losgeht mit Manien oder Depressionen, oder dass man sich als »geisteskrank« abgestempelt und stigmatisiert fühlt.

Auch bestimmte Ideale und Einstellungen, die man hat, können die eigene Anfälligkeit bzw. Vulnerabilität erhöhen oder verringern. Stellen Sie sich z. B. vor, dass es einer Person sehr wichtig ist, dass alle sie mögen oder sie immer die beste ist. Sie tut dafür fast alles, um es allen und jedem recht zu machen bzw. dieses Ziel zu erreichen. Vielleicht denken Sie, dass es Leute gibt, bei denen es einem doch egal sein müsste, ob sie einen mögen oder nicht, oder Sie können gut nachvollziehen, dass es für jemanden sehr wichtig ist, von allen gemocht zu werden oder immer der Beste zu sein. Das Problem ist: Es wird sehr wahrscheinlich nicht funktionieren, und das wird sich entsprechend auf die Stimmung auswirken.

Subjektives Stress-Erleben. Jeder von uns wird immer wieder mit aktuellen und sich verändernden Bedingungen in der Umwelt konfrontiert, wie z. B. Stress, jahreszeitlichen Veränderungen und Konflikten mit anderen. Je nachdem, wie groß die eigene Vulnerabilität ist, umso stärker können die Auswirkungen solcher aktuellen Bedingungen auf unser Befinden sein. Ein Beispiel: Wenn jemand stirbt, der einem nahe steht, trauern die meisten Personen. Wenn jemand anfällig bzw. vulnerabel für Depressionen ist, kann diese Trauer so massiv werden, dass die Kriterien für eine depressive Episode erfüllt werden. Wenn eine Person anfällig für bipolare Störungen ist, kann die gleiche Belastung das Auftreten einer Manie begünstigen. Das äußert sich dann z. B. darin, dass jemand sich im Vorfeld, auf und nach einer Beerdigung in einer Weise verhält, die andere als unangemessen bewerten würden (z. B. lautes Singen, Tanzen oder Lachen).

Auch Erfolg kann ein Auslöser sein. Veränderungen und Einschnitte im Leben können affektive Symptome hervorrufen. Diese können negativ sein (z. B. eine Scheidung, ein Todesfall, eine Erkrankung im familiären Umfeld, Arbeitsplatzverlust), aber auch positiv (z. B. Hochzeit, neuer Arbeitsplatz, die Geburt eines Kindes). Viele solcher Erfahrungen können oder wollen wir gar nicht vermeiden. Leider zählen bei bipolaren Störungen auch gerade viele positiv erlebte Umstände zu den Risikofaktoren, die insbesondere das Risiko manischer Symptome erhöhen. Es handelt sich dabei um Erlebnisse, die wir im Alltag als Erfolg oder Herausforderungen beschreiben würden, z. B. die Einladung zu einem Bewerbungsgespräch, eine bestandene Prüfung, eine Beförderung. Ziele zu verfolgen und Ziele zu erreichen scheinen vor allem das Risiko für manische Zustände zu erhöhen.

Zwischen den verschiedenen Faktoren kommt es zu Wechselwirkungen, wodurch sich die Lage verschärfen kann. Zu Beginn der Erkrankung treten z. B. nur leichte Episoden auf, d. h. entweder hypomanische Phasen (s. Abb.: oberhalb der Zeitachse, schwarz) oder leichte depressive Verstimmungen (s. Abb.: unterhalb der Zeitachse). Die gestrichelten Linien in der Abbildung stellen die Schwellen dar, ab wann man von einer manischen bzw. depressiven Episode sprechen würde. Gemäß der Abbildung wäre also erst die dritte Phase so stark ausgeprägt, dass sie eindeutig die Kriterien einer manischen Episode erfüllt. Auf sie folgt unmittelbar eine klinisch bedeutsame depressive Phase. Dieser Wechsel kann bei jemandem so geschehen, muss aber nicht. Die Verläufe können in der Häufigkeit, Schwere und Art der Episoden erheblich variieren.

3.3 Welchen Einfluss hat Stress?

Studien haben eindeutig gezeigt, dass Stress Einfluss auf den Verlauf der Krankheit nimmt. Früher nahm man an, dass die Erkrankung eine Eigendynamik entwickelt – dass das Auftreten von Krankheitsepisoden zunehmend unabhängiger von Stress, Belastungen und anderen aktuellen Umweltfaktoren erscheint, aber neuere Studien stellen diese Annahme in Frage. Bei manchen Patienten dominieren jahreszeitliche Schwankungen. Das bedeutet, dass depressive Phasen bei manchen Betroffenen eher im Frühjahr und Herbst, manische Episoden gehäuft in den Sommermonaten bis etwa September auftreten.

Der Alltag als Stress. Eine andere Erklärung, warum der Einfluss von Stress scheinbar im Verlauf der Erkrankung abnimmt: In vielen älteren Untersuchungen war Stress immer ein eindeutiges Lebensereignis, z. B. Arbeitslosigkeit, Scheidung, Geburt eines Kindes. An diese erinnert man sich relativ leicht, selbst wenn schon Jahre oder Jahrzehnte seither vergangen sind. Wenn wir heute von Belastungen und Stress sprechen, geht es jedoch nicht nur um solche einschneidenden Lebensereignisse, sondern auch und vor allem um Situationen, die uns zunächst schwierig erscheinen und die wir irgendwie bewältigen müssen (z. B. viel Arbeit, akute Konflikte in der Partnerschaft, viele Termine). Das bedeutet, dass eine Anhäufung von alltäglichen, kleineren Belastungen genauso das Auftreten manischer und depressiver Symptome begünstigen kann wie ein einziges massives Lebensereignis. Da wir uns an solche einschneidenden Lebensereignisse leichter erinnern als an den vielfältigen kleinen Alltagsstress, kann der fälschliche Eindruck entstehen, dass der Einfluss von Stress auf den Verlauf der Erkrankung über die Zeit hinweg nachlässt. Eventuell können Sie noch relativ genau sagen, was im Vorfeld der ersten Manie oder Depression passiert ist. Wie sieht es aber mit den weiteren Krankheitsphasen aus? Haben Sie für jedes Mal bestimmte Ereignisse im Kopf, die aus Ihrer Sicht die Auslöser waren? Wenn Ja, dann ist das sehr gut, weil man dann leichter daran arbeiten kann, dem vorzubeugen. Wahrscheinlicher ist jedoch, dass Ihnen nicht für jede Manie und Depression spezifische Ereignisse einfallen, die man als Auslöser werten könnte.

! Anstatt massiver Lebensereignisse (z. B. Schulabschluss, Berufseinstieg, Trennung vom Partner) kann es im weiteren Verlauf des Lebens bedeutender sein, dass der alltägliche Stress ►

und Kleinkram sich aufsummiert und das Fass zum Überlaufen bringt.

Marianne, 39, alleinstehend, hat aufgrund ihrer bipolaren Erkrankung irgendwann beschlossen, nur Teilzeit zu arbeiten, um Stress zu reduzieren. In der Vorweihnachtszeit kommen nun Aktivitäten hinzu, die sie eigentlich gern macht (Geschenke kaufen, Weihnachtsgebäck backen). Außerdem bittet ein Freund sie, vorübergehend in seinem Geschäft ein paar Stunden auszuhelfen, was sie aus Freundschaft nicht ablehnt. Vielleicht sind das von außen gesehen nicht viele Belastungen, aber für Marianne kommen Sorgen hinzu, nicht für alle rechtzeitig Geschenke zu haben und nicht genügend Plätzchen backen zu können, so dass sie anfängt, die Tage länger und die Nächte kürzer werden zu lassen. Das war der Beginn der Manie.

Vor kurzem erhielt Alexander, 46, die erhoffte Beförderung. Immer mehr fühlt er sich nun aber unter Leistungsdruck. Dies führt dazu, dass er immer angespannter wird. Es fällt ihm schwer abzuschalten. Als seine Partnerin Probleme an ihrem Arbeitsplatz bekommt und er Schwierigkeiten hat, ihr zu sagen, dass es ihm zu viel wird, wird er immer umtriebiger, aktiver und gereizter. Er verspürt einen immensen Drang nach Freiheit, trinkt wieder mehr Alkohol und beginnt auch wieder zu rauchen. So beginnt die Manie – er schläft dann immer weniger, schreibt nachts seitenlange E-Mails und entwirft neue Projekte.

Depressive und manische Symptome erhöhen das Stressniveau. Stress und Belastungen begünstigen nicht nur das Auftreten depressiver und maniformer Symptome, sondern Symptome wie Depressivität, Aufgedrehtheit oder Reizbarkeit rufen manchmal selbst wiederum Stress und Belastungen hervor und erhöhen damit unser Stressniveau. Stellen Sie sich vor: Sie fühlen sich nicht gut, die Stimmung ist gedrückt, und Sie wollen heute am liebsten allein sein. Für heute Abend steht jedoch eine Verabredung mit Freunden zum Essen an. Die Gefahr, dass Ihr Partner sich nicht über Ihren Wunsch freuen wird, alles abzusagen oder allein zu Hause zu bleiben, ist groß. Wahrscheinlich würde es deswegen zu Konflikten oder sogar zu einem heftigen Streit kommen, was sich womöglich wiederum negativ auf Ihre Stimmung auswirken kann. Oder: Am Arbeitsplatz haben Sie Ihren Vorgesetzten und Ihre Kollegen beschimpft, für unfähig erklärt und sind trotz Ermahnung einfach während der Arbeitszeit weggegangen. Oder: Als Selbständiger haben Sie sich gegenüber Ihren Kunden unmöglich verhalten. In diesen Szenarien ist das Risiko hoch, dass Ihnen gekündigt wird oder Sie Kunden verlieren. Grund war jeweils die Depression oder die Manie – also die Erkrankung –, die weiteren Stress erzeugt. Und diese zusätzlichen Belastungen können die Genesung von der aktuellen affektiven Episode weiter verzögern.

> ! Manische und depressive Episoden sind das Ergebnis des Zusammenwirkens von (1) Vulnerabilität bzw. Anfälligkeit der jeweiligen Person und (2) aktueller Belastungen und Bedingungen in ihrem Umfeld. Das gilt auch für Phasen mit gemischter Symptomatik und für hypomane Episoden.

3.4 Spielt der Schlaf eine besondere Rolle?

Ein erstes Anzeichen für eine beginnende Manie: Man fühlt sich nicht so müde oder man geht später ins Bett, steht wieder früher auf und fühlt sich ausgeruht. Sehr viele Betroffene berichten davon. Aber Angehörige und Partner fangen oft an, sich Sorgen zu machen, wenn sich die Schlafgewohnheiten beim anderen ändern.

Maria, 54, erzählte: »Wenn mein Mann anfängt, vor dem Wecker wach zu werden, sich hin und her wälzt und dann schließlich früher aufsteht, als er muss, dann weiß ich, was uns [= die Familie] wieder erwartet. Bald wird er wieder überzogene Pläne haben, viel unterwegs sein und uns gegenüber aggressiv reagieren.« Umgekehrt ist ständige Müdigkeit, ein Wunsch nach mehr Schlaf oder Schlafstörungen oft ein Signal für depressive Symptome. Ähnliches berichtet Maria auch: »Normalerweise klingelt der Wecker, und mein Mann steht direkt auf. Wenn der Kaffee fertig ist, sitzt er geduscht, rasiert und angezogen am Tisch. Aber dann kommen diese Zeiten, in denen er den Wecker ausstellt und ich mehrmals ins Schlafzimmer muss, um ihn aus dem Bett zu bekommen. Unrasiert und im Morgenmantel sitzt er dann am Frühstückstisch und sagt kaum ein Wort.«

Mangelnde Schlafhygiene. Faktoren, die die Dauer und Qualität des Schlafs beeinflussen, werden unter dem Begriff Schlafhygiene zusammengefasst. Wissenschaftliche Untersuchungen belegen, dass der Schlaf eine besondere Rolle für die psychische Gesundheit spielt. Alle Ereignisse, die den Schlaf stören, unterbrechen oder unruhiger machen, erhöhen das Risiko depressiver und manischer Symptome.

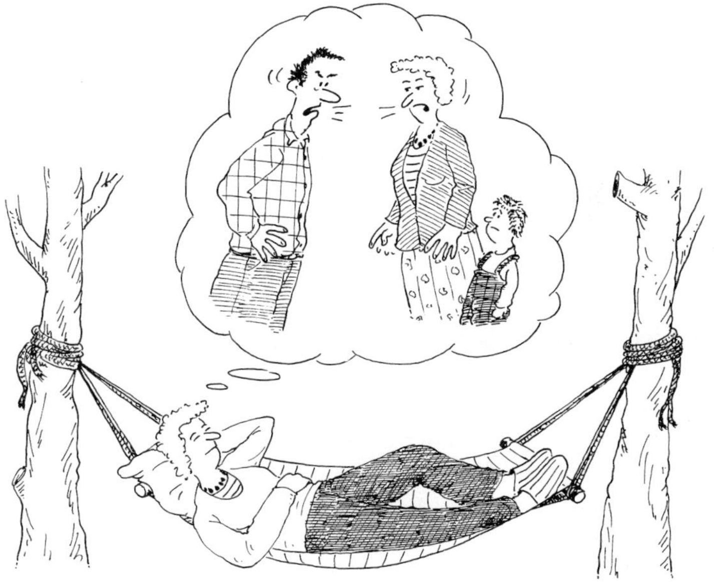

Was beeinflusst den Schlaf? Zunächst können sich Reize der Umgebung (z. B. Lärm, Helligkeit) negativ auswirken. Auch durch unser eigenes Verhalten können wir unseren Schlaf beeinträchtigen: Manchmal berichten Menschen, schlechter bzw. unruhiger geschlafen zu haben oder von Schwierigkeiten, überhaupt zu schlafen. Erst auf Nachfragen erinnern sie sich daran, relativ spät nachmittags oder abends Kaffee, Tee oder andere koffeinhaltige Getränke getrunken zu haben. Was viele nicht wissen: Auch Alkohol hat störende Auswirkungen auf den Schlaf. Zwar wird man unter Alkoholeinfluss etwas müde und schläfrig, aber die Qualität des Schlafs ist dann nachweislich schlechter. Auch manche Gewohnheiten erweisen sich bei genauerem Hinsehen als ungünstig für den Schlaf, z. B. Lesen oder Fernsehen im Bett, unregelmäßige Zubettgeh- und Aufstehzeiten. Viele Menschen haben in Zeiten, in denen sie unter Stress stehen oder sich viele Sorgen machen, Schwierigkeiten einzuschlafen oder insgesamt erholsam zu schlafen; sie wachen häufiger oder früher als sonst auf.

Soziale Zeitgeber. Inzwischen ist erwiesen, dass unser Schlafverhalten auch durch sog. soziale Zeitgeber beeinflusst wird: Unser Schlaf-Wach-Rhythmus und andere täglich ablaufende biologische Rhythmen werden stark durch den Wechsel von Tag und Nacht bestimmt. Uns beeinflusst aber nicht nur die Helligkeit und Dunkelheit draußen. Soziale Zeitgeber sind jene Faktoren, die Einfluss auf unsere Biologie haben, die aber in unserer sozialen Umwelt zu finden sind. Wenn Sie beispielsweise aktuell in einer festen Beziehung leben und zusammenleben, haben Sie sicher bestimmte gemeinsame Gewohnheiten entwickelt.

Und jetzt Sie: Denken Sie einmal über gemeinsame Gewohnheiten mit Ihrem Partner oder Ihrer Partnerin nach. Gehen Sie vielleicht fast immer gemeinsam mit Ihrem Partner ins Bett oder geht der eine fast immer früher oder später als der andere ins Bett? Macht einer von Ihnen beiden fast immer jeden Morgen den Wecker aus? Wer geht meistens zuerst ins Bad?

Wahrscheinlich kennen Sie solche sozialen Gewohnheiten von sich (auch wenn man allein lebt, entwickelt man solche Routinen und Gewohnheiten). Welche Gewohnheiten man entwickelt hat, merkt man oft erst, wenn der andere z. B. vorübergehend wegen einer Dienstreise oder nach einer Trennung nicht mehr da ist oder wenn man umzieht oder mit jemandem zusammenzieht. Plötzlich muss man sich umstellen und anpassen, und dies betrifft den gesamten Alltag. Wenn also z. B. eine Beziehung zerbricht, ist das nicht nur emotional belastend, sondern hat auch massiven Einfluss auf unsere Tagesstruktur bzw. unseren Alltag.

Auch der Beruf führt dazu, dass unser Alltag eine bestimmte stabile Struktur erhält, z. B. die Frühstücks- oder Mittagspause mit den Kollegen, der Achtstundentag. Somit führt ein Verlust oder ein Wechsel des Arbeitsplatzes auch in diesem Bereich unseres Lebens zu Veränderungen in den sozialen Zeitgebern. Das bedeutet, dass – unabhängig davon, ob die berufliche Veränderung materiell eine Verbesserung oder eine Notlage bedeutet, emotional positiv oder negativ erlebt wird – das Risiko, Symptome zu entwickeln, steigt, wenn eine entsprechende Anfälligkeit für bipolar affektive Störungen vorliegt.

Dass Schlafstörungen langfristig zermürben und eine niedergeschlagene Stimmung hervorrufen können, erscheint unmittelbar einleuchtend. Fast jeder kennt aus eigener Erfahrung, wie es einem geht, wenn man mehrere Nächte hintereinander nicht gut geschlafen hat. Man fühlt sich abgespannt, müde, lustlos, und eventuell reagiert man sogar schneller gereizt.

Es scheint so, dass es bei bipolar affektiven Störungen die Biologie ermöglicht, tatsächlich vorübergehend mit weniger Schlaf auszukommen und sich dabei subjektiv ausgeschlafen und fit zu fühlen. Wichtig ist dabei zu betonen: »vorübergehend«. Warum? Langfristig führt der Schlafmangel zu einem Zustand, der durch mehr und mehr Reizbarkeit, Unruhe und Verwirrtheit gekennzeichnet ist. Psychotische Symptome sind dann sehr wahrscheinlich oder verschlimmern sich immer mehr.

Und jetzt Sie: Was ist, wenn man eine Nacht schlecht oder weniger schläft? Überlegen Sie, wie Sie selbst das erleben.

Vielleicht sagen Sie, dass es Ihnen dann gar nicht gut geht, Sie weniger produktiv sind und mehr Fehler machen. Oder gehören Sie zu denen, die sagen, dass ihnen das gar nichts ausmacht? Menschen reagieren unterschiedlich sensibel auf solche kurzfristigen Veränderungen. Manche Betroffene mit einer bipolaren Erkrankung berichten, dass bereits eine Nacht mit unruhigem oder weniger Schlaf dazu führt, dass sie sich aufgedreht fühlen oder dass sie beunruhigt sind und sich Sorgen um das Auftreten depressiver oder maniformer Symptome machen. Andere wiederum berichten, dass erst nach mehreren Nächten, in denen sie schlechter oder weniger schlafen, Probleme auftreten.

Kein Grund zur Panik. Wenn man eine Nacht überhaupt nicht schläft, ist dies sicherlich ein Sonderfall. Wenn man schon einmal vorher manische, hypomane, gemischte oder depressive Phasen durchlebt hat, sollte man sich dann zumindest genau beobachten. Eventuell sollten Sie Ihren Partner, Ihre Angehörigen oder gute Freunde fragen, ob sie Veränderungen bei Ihnen beobachten und im Notfall auch mit Ihrem Arzt oder Psychologen sprechen. Meistens stellt jedoch eine einzige Nacht, in der Sie schlecht oder weniger schlafen, noch kein Problem dar.

Auch als Angehörige oder Freunde brauchen Sie sich keine Sorgen zu machen, wenn der Betroffene mal schlecht oder weniger schläft. Fragen Sie sich jetzt, ab wann Sie sich Sorgen machen sollten oder entsprechende Maßnahmen (z. B. ein Arztbesuch) angezeigt sein könnten? Eine pauschale Antwort kann man darauf eigentlich nicht geben. Es hängt sehr stark vom Einzelfall ab. Als Faustregel könnte aber Folgendes hilfreich sein:

- Wenn die Probleme mit dem Schlafen, wie z. B. abends nicht müde werden, nicht einschlafen können, früher aufwachen, wiederholtes nächtliches Erwachen, mehrere Tage bzw. Nächte anhalten (drei Tage oder mehr), sollten Sie etwas unternehmen.
- Wenn die Probleme mit dem Ein- und Durchschlafen, Aufwachen etc. gemeinsam mit weiteren Anzeichen für Depressionen oder Manien auftreten, wie Sie sie kennen, dann sollten Sie direkt etwas unternehmen.

Was Sie konkret unternehmen können, reicht vom Einhalten bestimmter Regeln (z. B. kein Kaffee ab einer bestimmten Uhrzeit, Einschlafrituale pflegen) bis hin zur Einnahme einer etwaigen mit dem Arzt im Vorfeld abgesprochenen Bedarfsmedikation (s. a. Abschn. 8.2).

4 Wo setzt die Behandlung an?

Im vorigen Kapitel ging es darum, warum es zu manischen und depressiven Episoden kommt. Welche Konsequenzen ergeben sich daraus konkret für Sie oder Ihren Angehörigen? Zwei Bereiche werden dabei als besonders wichtig erachtet: die aktuellen Bedingungen und die Vulnerabilität (s. a. Abb. in Kap. 3). Und genau das sind die zwei Ansatzpunkte für die Behandlung bipolarer Störungen. Zwischen diesen beiden Punkten gibt es Wechselwirkungen – sie beeinflussen sich gegenseitig. Dies wiederum bedeutet, dass man in der Behandlung am besten an beiden Stellen ansetzt.

! **Selbst entscheiden, Erfahrungen nutzen.** Der Schwerpunkt der Behandlung liegt zum einen auf der richtigen Medikation und zum anderen auf der Veränderung der Lebensgewohnheiten – das ist hier genau wie bei der Behandlung von Herz- oder anderen Erkrankungen. Auch wenn dieses Buch aufgrund meiner Erfahrung mit vielen Betroffenen entstand, muss jeder, müssen Sie für sich selbst entscheiden. Dazu gehört, dass jeder für sich selbst zwischen dem abwägen muss, was man tun möchte und was man möglicherweise tun sollte – egal ob es um die Einnahme von Medikamenten oder das Aufsuchen eines Psychotherapeuten geht. Jede Entscheidung hat ihre Konsequenzen. Dieses Buch geht den Weg der größten nachhaltigen Hilfe – dazu gehören die Grundpfeiler Medikation, soziale Einbindung, Selbsthilfe, Psychotherapie. Es will Ihnen aufzeigen, wie sich Betroffene Hilfe holen können bzw. sich selbst helfen können. Insbesondere die akute Phase zwingt häufig zum Handeln – und dieser Zwang wird oft von Außenstehenden ausgeführt. Vielleicht mussten Sie das selbst schon einmal erleben. Das kann einem ein Gefühl von Hilflosigkeit oder Machtlosigkeit vermitteln. Dieses Buch will Ihnen nicht vorschreiben, was Sie tun sollen, sondern Ihnen die Informationen geben, die Ihnen helfen können, selbst aktiv zu ▶

werden und selbstverantwortlich entsprechende Entscheidungen zu treffen.

Was bewirken Medikamente? Durch die Medikation soll die Anfälligkeit verringert werden, weitere Krankheitsepisoden zu entwickeln. Wie funktioniert das? Bestimmte Botenstoffe bzw. Neurotransmitter sind wichtig dafür, dass Signale zwischen Nervenzellen und unterschiedlichen Gebieten im Gehirn richtig weitergeleitet werden. An dieser Signalübertragung in den Nervenzellen setzen die stimmungsstabilisierenden Medikamente (auf die wir in diesem Kapitel noch genauer zu sprechen kommen) direkt an und stabilisieren die Weiterleitung von Signalen. Diesen spezifischen Mechanismus scheinen nur solche Medikamente zu haben, die stimmungsstabilisierend wirken.

Entscheidend ist außerdem, die eigenen Lebensgewohnheiten kennenzulernen und ggf. zu verändern. Es geht z. B. darum, Stress abzubauen oder Konflikte mit anderen auf konstruktive Weise zu lösen – oder Konflikte möglichst erst gar nicht entstehen zu lassen. Hier können Sie selbst sehr viel tun (s. a. Teil II).

! **Vorsicht Internet!** Das Internet ist bei manchen Themen eine gute Möglichkeit, nach Informationen zu suchen. Allerdings finden Betroffene und Angehörige im Internet persönliche Berichte von Betroffenen, die von einem Leben ohne Medikamente berichten. Vorsicht: Vielleicht gibt es wirklich Personen, die es schaffen, mit eiserner Selbstdisziplin und Selbstkontrolle ihre Stimmungs- und Antriebsschwankungen ohne Medikamenteneinnahme in den Griff zu bekommen. Auch Ärzte und Psychologen würden es begrüßen, wenn nachgewiesen wäre, dass man es auch ohne Medikamente versuchen kann – das Gegenteil ist aber leider der Fall.

Denn leider lehrt die Erfahrung als Therapeut mit einer Vielzahl von Betroffenen etwas anderes: Wann immer Patienten ihre Medikamente eigenmächtig in der Dosis verringert oder abgesetzt haben, kam es früher oder später zu einem Rezidiv, also einer ►

erneuten depressiven oder maniformen Krankheitsepisode. Manchmal lagen nur Tage oder Wochen, manchmal mehrere Monate zwischen Absetzen und Rückfall – aber passiert ist es.

Was können Sie selbst tun? Einen ersten Schritt haben Sie bereits getan: Sie haben sich Informationen besorgt, um mehr über bipolare Störungen zu erfahren. Was Sie zudem konkret in Ihrem Alltag machen können, erfahren Sie in Teil II (ab Kap. 5). Für manche Betroffene und Angehörige kann das, was sie in diesem Buch lesen werden – auch im Hinblick auf konkrete Maßnahmen –, bereits ausreichend sein, um zusammen mit der regelmäßigen Einnahme der Medikamente eine Stabilisierung zu erreichen, die dazu führt, dass das Risiko für das Auftreten zukünftiger Episoden deutlich verringert wird. Für viele andere ist es aber vielleicht schwer, das, was hier alles geschrieben wird, allein und ohne Unterstützung im Alltag umzusetzen. Wenn Sie feststellen, dass Ihnen ein gewisses Maß an Unterstützung durch eine neutrale, außenstehende, für diesen Zweck ausgebildete Person nützen könnte, um verbliebene Fragen zu klären oder um tatkräftige Hilfe bei Verhaltensänderungen oder in bestehenden belastenden Situationen zu finden, dann kann es hilfreich und wichtig sein, das Gespräch mit einem Arzt oder Psychologen zu suchen. Viele Betroffene und Angehörige haben Unterstützung in einer Psychotherapie gefunden.

Eine andere Form der Unterstützung kann das Aufsuchen einer Selbsthilfegruppe sein. Der Nutzen von Selbsthilfe für Betroffene, deren Angehörige und andere Bezugspersonen ist allgemein akzeptiert. Es gibt Gruppen ausschließlich für Patienten wie ausschließlich für Angehörige psychisch Kranker, aber auch gemischte Gruppen für Patienten und Angehörige. Viele Betroffene erleben den Austausch mit anderen über die eigene Situation und Erfahrungen als entlastend. Es ist positiv zu erlebem, dass man mit den Problemen nicht alleine da steht. Man lernt von anderen, und andere können von einem lernen. Sie müssen für sich selbst entscheiden und herausfinden, ob Ihnen der Besuch einer Selbsthilfegruppe helfen könnte. Die S3-Leitlinie zur Diagnostik und Behandlung bipolarer Störungen, die 2013 gemeinschaftlich von der Deutschen Gesellschaft für

Bipolare Störungen (DGBS) und der Deutschen Gesellschaft für Psychatrie und Psychotherapie, Psychosomatik und Nervenheilkunde (DGPPN) herausgegeben wurde, hat zum Ziel, Ärzten, Therapeuten und Betroffenen zu helfen, die Behandlung bipolarer Störungen zu optimieren, und diese empfiehlt neben medikamentöser und psychotherapeutischer Behandlung ausdrücklich den Besuch von Selbsthilfegruppen. Entsprechende Adressen oder Kontaktinformationen stellt unter anderem die DGBS (www.dgbs.de) zur Verfügung.

4.1 Wichtige Argumente für eine Behandlung

Warum ist es so wichtig, bipolare Störungen so früh wie möglich zu diagnostizieren und zu behandeln? Menschen, die an einer bipolaren Störung leiden, müssen heute leider noch im Durchschnitt erst drei bis vier verschiedene Ärzte und/oder Psychologen aufgesucht haben, bis die richtige Diagnose gestellt wird. Das bedeutet, dass einige Zeit zwischen ersten Krankheitssymptomen und einer angemessenen Behandlung vergehen kann. Je früher jedoch die Diagnose »bipolar« gestellt wird und je früher eine angemessene Behandlung eingeleitet wird, umso größer ist die Chance, dass weitere Probleme vermieden werden können. Im Folgenden sollen einige häufige Probleme angeführt werden, die im Zusammenhang mit oder als Folge von bipolaren Störungen auftreten können (manche dieser Probleme sind bereits in den Kapiteln zuvor angesprochen worden).

Verlauf der Krankheit. Vor allem, wenn die bipolare Störung nicht behandelt wird, scheint Folgendes die Regel zu sein: Die Phasen zwischen den Krankheitsepisoden, in denen die Betroffenen eine normale Leistungsfähigkeit zeigen und in denen es ihnen gut gehen kann, werden immer kürzer. Aus diesem Grund ist es wichtig, möglichst früh einzugreifen.

Es ist sehr wichtig, dass Sie oder Ihre Angehörigen dem behandelnden Arzt »alles« erzählen. Viele Betroffene gehen insbesondere dann zum Arzt, wenn es ihnen schlecht geht. Im Fall bipolarer Störungen heißt das oft, dass Betroffene zum Arzt gehen, wenn sie depressiv, niedergeschlagen oder traurig sind. Das ist verständlich.

Wenn Ihr Arzt nichts von den Phasen weiß, in denen es Ihnen oder Ihrem Angehörigen sehr gut ging, viele Dinge unternommen wurden, wenig Schlaf benötigt wurde etc., kann es passieren, dass er Medikamente verschreibt, die zu Komplikationen führen können. Wenn Ihr Arzt aber von solchen Hochphasen weiß, wird er die Behandlung entsprechend darauf abstimmen, um das genannte Risiko möglichst auszuschalten.

Suizid und Suizidversuche. Das Risiko für Selbstmordversuche ist in den ersten Jahren nach Ausbruch der Krankheit sehr hoch. Zwar schwanken die Schätzungen zwischen den Studien z. T. erheblich, aber 20–56 % aller Patienten mit einer bipolaren Störung haben mindestens einmal versucht, Suizid zu begehen. 15–19 % aller Todesfälle bei Betroffenen sind als Selbstmorde zu werten. Dieser Prozentsatz ist 30-mal höher als in der Allgemeinbevölkerung.

Selbst wenn Betroffene noch keine Suizidversuche unternommen haben, sind Suizidgedanken in depressiven und gemischten Phasen häufig. Suizidgedanken können über die Zeit auch intensiver und häufiger werden. Manchmal bleibt es bei den Gedanken, aber manchmal steigern sie sich, werden konkreter, nehmen die Form eines Selbstmordplans an, und das Risiko nimmt zu, diesen Plan in die Tat umzusetzen. Manche Betroffene berichten auch, dass die Gedanken an Selbstmord und der Impuls, ihn umzusetzen, wie eine Welle plötzlich und fast unkontrollierbar über sie kommen. Die Erfahrung zeigt aber, dass die meisten derjenigen, bei denen der Suizidversuch verhindert werden konnte oder die ihn überlebten, froh sind, dass es noch einmal gut gegangen ist.

Missbrauch von Alkohol und/oder Drogen. In Deutschland betreiben 7–15 % der Bevölkerung Missbrauch von Alkohol oder sind abhängig davon. Bei Patienten mit einer bipolaren Störung ist der Anteil mit 35–46 % mehr als doppelt so hoch. Ein ähnliches Bild ergibt sich auch für Drogen wie Kokain, Opiate oder Haschisch/Cannabis.

In manchen Fällen scheint es sich dabei um eine Art »Selbstbehandlung« oder »Selbstmedikation« zu handeln, z. B. um Ängste, Unruhe, Reizbarkeit oder Niedergeschlagenheit während manischer und depressiver Phasen in den Griff zu bekommen. Andere Betroffene hingegen setzen Alkohol und Drogen ein, um z. B. besser schlafen oder abschalten zu können. Gegen den gelegentlichen Konsum z. B. von Wein, Cognac oder Cocktails wird sich keiner aussprechen. Wichtig ist jedoch, für sich zu bestimmen und zu überlegen, aus welchen Gründen man es in der jeweiligen Situation tut. Ist es wirklich Genuss? Ist es wirklich nur Geselligkeit? Tue ich es aus Unsicherheit? Tue ich es, um abzuschalten oder um mich besser zu fühlen? Tue ich es, um mich noch besser zu fühlen? Tue ich es, weil ich das Gefühl habe, dass ich es brauche?

! Achtung: Auch ohne Abhängigkeit kann sich der unangemessene oder übermäßige Konsum von Alkohol oder Drogen ungünstig auf den Verlauf der bipolaren Störung auswirken: Die Selbsteinschätzung kann sich ändern – man vergisst z. B., die Medikamente einzunehmen, man hält sie für nicht mehr so wichtig, man übersieht Warnsymptome einer beginnenden Manie oder Depression.

Probleme in Partnerschaft, Familie, Freundeskreis. Bei bipolaren Störungen sind die Veränderungen und Schwankungen in Stimmung, Denken und Verhalten außergewöhnlich stark und verwirrend. Sie haben zudem oft sehr massive und manchmal sehr schmerzliche Auswirkungen auf zwischenmenschliche Beziehungen. In der Depression ziehen sich Betroffene oft zurück, werden passiv, schränken ihre Aktivitäten in der Freizeit ein usw. Genau umgekehrt ist es, wenn die Manie kommt. Partner, Angehörige und Freunde erleben die Veränderungen, wissen sie aber oft nicht zu deuten und damit umzugehen.

Die Partnerschaften und Ehen von Betroffenen sind häufig turbulent, wechselhaft und instabil. Dies gilt insbesondere beim Vorliegen einer unbehandelten oder nicht richtig behandelten bipolaren Störung. In den vorigen Kapiteln wurde beschrieben, dass es während manischer Phasen z. B. zu sexuellen Eskapaden, Seitensprüngen, Gewaltausbrüchen kommen kann oder zu Verhaltensweisen, die die Familie finanziell in den Ruin treiben können. Während für Betroffene die Manie überwältigend ist und z. T. als unkontrollierbar erlebt wird, erwarten Angehörige und Freunde, dass der Betroffene sein Verhalten kontrolliert und dafür verantwortlich gemacht werden kann. Unterschiedliche Sicht und unterschiedliches Erleben belasten Paare so, dass die Trennungs- und Scheidungsraten hier sehr hoch sind.

Schwierigkeiten am Arbeitsplatz. Viele Patienten berichten, dass sie sich bei Beginn einer manischen Episode aktiver, einfallsreicher oder gesprächiger fühlen. Dies darf aber nicht darüber hinwegtäuschen, wie viele Betroffene extreme Probleme am Arbeitsplatz bekommen: Zu diesen Problemen trägt zunächst Zwischenmenschliches bei, z. B. in der Manie Rededrang, Selbstüberschätzung, Reizbarkeit. Kollegen, Mitarbeiter und Vorgesetzte sind anfänglich irritiert und verunsichert, schließlich genervt, verärgert und wütend. Die Schwierigkeiten können bis zu fristlosen Kündigungen führen.

Neben diesen sozialen Aspekten wirken sich die Symptome negativ auf die Leistungsfähigkeit aus. Hierzu gehören Symptome wie leichte Ablenkbarkeit, die Unfähigkeit, am Ball zu bleiben und Sachen konsequent zu verfolgen. Es werden z. B. sehr viele verschiedene Arbeiten angefangen, aber nicht beendet. Das Gefühl, besondere Talente zu haben, kann auch Entscheidungen hervorrufen, die ohne Rücksprache mit anderen getroffen werden und zu fatalen Folgen führen (z. B. geschäftsschädigende Aktivitäten, finanzieller Ruin).

4.2 Hängt die Behandlung vom aktuellen Zustand ab?

In Abhängigkeit vom jeweiligen Zustand wird die Behandlung angepasst, d. h. es wird unterschieden, ob aktuell manische, gemischte oder depressive Symptome vorherrschen. Wenden Sie sich an einen Fachmann. Er wird zunächst ausführlich mit Ihnen und Ihrem Angehörigen sprechen, um herauszufinden, wie es Ihnen bzw. Ihrem Angehörigen gerade geht. Neben der Art der Symptome werden drei Phasen der Behandlung unterschieden: die Akutphase, die Stabilisierungsphase und die Rückfallprophylaxe.

Akutphase

Das Ziel in der Akutphase ist, die aktuelle Symptomatik in den Griff zu bekommen, unabhängig davon, ob es sich derzeit um eine manische, hypomane, depressive oder gemischte Episode handelt. Außerdem soll eine Verschlechterung des Zustands verhindert werden, z. B. ein Abrutschen von einem hypomanen Bild in eine voll ausgeprägte Manie oder das Auftreten zusätzlicher psychotischer Symptome. Auch das Risiko für einen Suizidversuch soll verringert werden. Auch wenn hier primär von Symptomen die Rede ist, geht es gleichzeitig natürlich darum, die Gefahr eines persönlichen, familiären und/oder beruflichen Fiaskos abzuwenden. Sie oder Ihr Angehöriger sollen wieder in die Lage versetzt werden, mit dem Alltag zurechtzukommen. Auch wenn eine stationäre Behandlung nicht jedes Mal erforderlich sein muss und die Behandlung gelegentlich durch einen niedergelassenen Arzt und Therapeuten betreut werden kann, erfolgt die Behandlung der Akutphase oft während eines stationären Aufenthalts in einem Krankenhaus bzw. einer psychiatrischen Klinik.

> **!** Ein Klinikaufenthalt kann bei Betroffenen mit einer bipolaren Störung relativ kurz sein, wenn man rechtzeitig in die Klinik geht – manchmal ist man schon nach ein bis zwei Wochen wieder zu Hause.

Betrachten Betroffene im Nachhinein diese Akutphase, stellen sie fest, dass einem insbesondere in manischen Phasen die Einsicht fehlen kann oder man nicht wahrhaben will, dass man krank ist und eine stationäre Behandlung als Unterstützung braucht. Die Erfahrungsberichte von Betroffenen zeigen, dass nach Abklingen der Symptome die meisten froh sind, dass sie Hilfe bekommen haben – selbst wenn diese ursprünglich gegen ihren Willen erfolgte.

Stabilisierungsphase

In der Zeit der Stabilisierung haben sich die Symptome schon deutlich gebessert. Die akute manische, gemischte oder depressive Episode ist abgeklungen. In vielen Fällen besteht hier (noch) keine absolute Symptomfreiheit. Im Gegenteil: Viele Patienten berichten in dieser Phase immer noch von Symptomen (z. B. Antriebsschwäche, leichter Reizbarkeit, leichter und überschneller Begeisterungsfähigkeit), die manchmal durchaus auch als beeinträchtigend erlebt werden. Die Betroffenen sind dann enttäuscht, dass sie immer noch nicht über dem Berg sind. Manchmal werden in der Stabilisierungszeit Zusatzmedikamente, die im akuten Stadium nötig waren, noch beibehalten oder langsam ausgeschlichen (z. B. Antipsychotika oder Schlaf-/Beruhigungsmittel).

> ! In der Stabilisierungsphase ist die Gefahr eines Rückfalls erhöht. Als Faustregel gilt: Die Stabilisierungsphase umfasst etwa 4–6 Monate nach einer akuten Phase.

Rückfallprophylaxe bzw. vorbeugende Behandlung

In der nun folgenden Phase ist das Ziel, nach Abklingen einer akuten Episode und Stabilisierung des Zustands weiteren Krankheitsphasen vorzubeugen. Die Erfahrung zeigt, dass dies am besten durch die Kombination verschiedener Behandlungselemente erreicht werden kann. Viele Kliniken bereiten die Betroffenen bereits während des stationären Aufenthalts auf diese Phase vor, z. B. durch Verschreiben von Medikamenten, gezielte Information, psychoedukative Gruppen (hier lernen Betroffene, mit ihrer Krankheit umzugehen), Überweisung an geeignete niedergelassene Therapeuten und Ärzte. Da Sie bzw. Ihr Angehöriger jetzt wieder mit den Problemen des Alltags und der Erkrankung konfrontiert sind, steht Ihnen vor allem Ihr niedergelassener Arzt und Psychotherapeut zur Verfügung.

Restsymptome. Im Zusammenhang mit der Stabilisierungsphase wurde davon gesprochen, dass viele Patienten in den ersten Monaten nach einer akuten Phase immer noch von Symptomen berichten. Leider gibt es einige Patienten, für die dies auch danach noch gilt. Oft ist hier die Enttäuschung groß, und es wird an der Diagnose, an der Wirksamkeit der Medikamente oder auch an der Fähigkeit der behandelnden Ärzte gezweifelt. Im Fachjargon heißen diese Symptome Residualsymptome (= Restsymptome). Sie werden oft als belastend erlebt, und zwar von den Betroffenen selbst, aber auch von ihrem Umfeld. Deswegen ist es besonders wichtig, jetzt aktiv die Verantwortung für sich zu übernehmen und selbst tätig zu werden. Als eine Möglichkeit kann man die Unterstützung durch einen Psychotherapeuten in Anspruch nehmen, sei es nur für sich oder gemeinsam mit dem Partner, der Partnerin oder der Familie.

Behandlungsbestandteile. Ein Grundpfeiler in jeder Behandlung bipolarer Störungen sind die *Medikamente*. Sie sind leider unverzichtbar. Das gilt also nicht nur für die akute Behandlung von aktuellen Krankheitsepisoden, sondern es geht hier – ähnlich wie bei anderen chronischen Erkrankungen wie z. B. Diabetes oder Herzerkrankungen – um eine langfristige Behandlung. Mit medikamentöser Hilfe soll das Auftreten weiterer Krankheitsepisoden verhindert werden (Näheres dazu finden Sie in Abschn. 4.3).

Ein zweiter wichtiger Grundpfeiler ist die *Information und Aufklärung*. Für sehr viele Betroffene und ihre Familien und Partner ist es besonders hilfreich, mehr über die Diagnose und die Konsequenzen zu erfahren. Den meisten Beteiligten fällt es dann auch leichter, mit der Erkrankung umzugehen und Komplikationen zu verhindern. Nutzen Sie alle Möglichkeiten, die sich zur Information bieten – auch z. B. in der Klinik, durch Selbsthilfegruppen oder Bücher. Eine Form, sich wichtige Informationen zu verschaffen und Antworten auf häufig gestellte Fragen zu finden, ist auch ein solches Buch, wie Sie es gerade in den Händen halten. Einen dritten Grundpfeiler stellt die *Psychotherapie* dar. Das Angebot psychotherapeutischer Behandlungen ist relativ groß. Bei Menschen mit einer bipolaren Störung oder ihren Angehörigen werden von Fachleuten z. B. folgende Ziele als sehr wichtig genannt: Durch die Psychotherapie soll den Betroffenen und auch ihren Familien geholfen werden,

- mit der Erkrankung als solcher zurechtzukommen,
- mit Alltagsproblemen und Stress umzugehen und
- Lebensgewohnheiten zu identifizieren und zu verändern, die das Risiko zukünftiger Episoden erhöhen.

Auch die zuvor erwähnte S3-Leitlinie der DGBS und DGPPN empfiehlt eine zusätzliche psychotherapeutische Unterstützung, und zwar nicht zur Rückfallprophylaxe, sondern auch und vor allem zur Behandlung akuter depressiver Symptome.

Immer wieder werde ich gefragt, ob Psychotherapie als alleinige Behandlungsstrategie bei bipolaren Störungen ausreiche. Leider kann man das aktuell nicht mit guten Gewissen bejahen, sondern es sollte idealerweise immer eine Kombination mit der Einnahme bestimmter Medikamente erfolgen.

4.3 Medikamentöse Behandlung – wie geschieht sie, was wird mit ihr erreicht?

Am häufigsten werden drei Arten von Medikamenten eingesetzt, um die Symptome einer bipolaren Störung in den Griff zu bekommen. Es handelt sich dabei um stimmungsstabilisierende Mittel, Antidepressiva und Medikamente gegen psychotisches Erleben, sog. Antipsychotika. Manchmal werden Sie auch auf den Begriff Neuroleptika stoßen. Dabei handelt es sich lediglich um einen anderen Ausdruck für Antipsychotika. Ihr Arzt wird evtl. auch andere oder weitere Medikamente verschreiben, um Ihnen bei Problemen wie Schlaflosigkeit, Angstzuständen oder Unruhe zusätzliche Hilfe zu verschaffen.

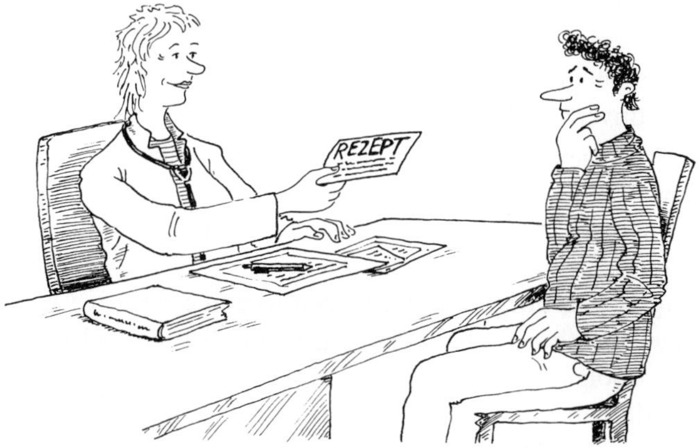

Was sind stimmungsstabilisierende Medikamente?

Stimmungsstabilisierende Medikamente sind solche, die dazu geeignet sind, die Symptome von manischen, hypomanen, gemischten und depressiven Episoden zu lindern *und* das Wiederauftreten solcher Symptome zu verhindern. Sie haben z. T. etwas unterschiedliche Wirkungsprofile. Sie stellen den Hauptpfeiler für die langfristige präventive Behandlung sowohl für die Manie als auch für die Depression dar. Im Folgenden werden Ihnen die am häufigsten verschriebenen Substanzen vorgestellt.

Lithium. Es handelt sich um ein natürlich vorkommendes Salz. Seit der australische Psychiater John Cade das Lithium 1949 durch Zufall als antimanische Substanz entdeckte, ist es der bekannteste und am häufigsten eingesetzte Stimmungsstabilisierer. Wenn Lithium gut vertragen wird, ist es oft das Mittel der ersten Wahl. Um einem Missverständnis vorzubeugen: Obwohl Lithium bei bipolaren Störungen wirksam ist, ist bei Menschen mit einer bipolaren Störung kein Mangel an Lithium als mögliche Ursache für die Erkrankung feststellbar. Am besten wirkt Lithium dann, wenn folgende Faktoren erfüllt sind: Die Stimmung in der Manie ist gehoben, euphorisch und nicht primär reizbar; mehrere Fälle bipolarer Erkrankungen liegen in der Verwandtschaft vor; klar umrissene Episoden mit wenig Symptomen in den gesunden Intervallen. Die tägliche Dosis liegt in den meisten Fällen zwischen 300 und 2400 mg pro Tag. Der Lithiumspiegel im Blut sollte zwischen 0,5 und 0,8 mEq/L liegen. In manchen Fällen muss er höher sein und kann sogar bei 1,0 oder 1,2 mEq/L liegen, vor allem in akuten Manien. Regelmäßige Blutuntersuchungen sind unverzichtbar. Dies hängt mit dem Nachteil von Lithium zusammen, dass der Bereich, in dem es wirkt und wenige Nebenwirkungen aufweist, sehr klein ist. Lithium ist z. B. unter folgenden Handelsnamen erhältlich: Hypnorex® retard, Lithium Duriles®, Quilonum®.

Lamotrigin. Lamotrigin ist ein in den letzten Jahren bei bipolaren Störungen zunehmend häufiger eingesetztes Antikonvulsivum, d. h. es wird erfolgreich zur Behandlung von Anfallsleiden/Epilepsie angewandt. Lamotrigin ist in Deutschland vom BfArM zur Behandlung depressiver Symptome im Rahmen bipolarer Störungen zugelassen. Insgesamt gilt Lamotrigin als sehr gut verträglich, wobei es bei 6–10 % der Betroffenen zu Hautreaktionen kommen kann, wenn zu schnell zu hoch dosiert wird. Die vorläufige Dosisempfehlung nach langsamer Aufdosierung liegt bei 200 mg pro Tag. Manche Betroffene sprechen aber schon auf deutlich niedrigere Dosen an. Obwohl Lithium nach wie vor das Mittel der ersten Wahl ist, stellt Lamotrigin dennoch eine sehr gute Alternative zu Lithium dar. Beide scheinen gleich wirksam, aber Lithium wirkt stärker antimanisch und Lamotrigin stärker antidepressiv. Hinzu kommt, dass anscheinend auch subjektiv weniger unerwünschte Nebenwirkungen auf z. B. Gedächtnis oder Aufmerksamkeit auftreten. Handelsübliche Namen sind z. B. Lamictal®, Elmendos®.

Carbamazepin. Dieses Medikament ist seit über 30 Jahren ein bewährtes Antikonvulsivum. In Deutschland wird Carbamazepin meistens dann verschrieben, wenn die Therapie mit Lithium versagt oder nicht hinreichend ist oder wenn Gegenanzeigen (sog. Kontraindikationen, z. B. Unverträglichkeit) zur Anwendung von Lithium bestehen. Die tägliche Dosis liegt meistens zwischen 600 und 1800 mg pro Tag. Der entsprechende Blutspiegel sollte zwischen 4 und 12 mg/l liegen. Handelsübliche Bezeichnungen sind z. B. Carbamazepin-neuraxpharm®, Carbamazepin-Ratiopharm®, Sirtal®, Tegretal®.

Valproat bzw. Valproinsäure. Es handelt sich um eine Fettsäure, die 1981 erstmals synthetisiert wurde. Auch die Valproinsäure ist wie das Carbamazepin und Lamotrigin ein Antikonvulsivum. Die Wirksamkeit ist jedoch in zahlreichen Studien belegt. Die tägliche Valproin-Dosis liegt normalerweise zwischen 1500 und 3600 mg pro Tag. Der Blutspiegel kann variieren, sollte aber zwischen 45 und 120 µg/ml liegen. Erhältlich ist es in verschiedener Form unter Handelsnamen wie z. B. Convulex®, Ergenyl®, Orfiril®, Valprolept®.

Weitere Mittel. Auch andere Substanzen (z. B. Olanzapin [Zyprexa®] oder Risperidon [Risperdal®]) werden seit einigen Jahren zunehmend untersucht und eingesetzt. Manche erweisen sich dabei als vielversprechend. Diese Mittel haben geringfügig unterschiedliche Wirkmechanismen und Nebenwirkungsprofile, was sich oft für Betroffene als Vorteil erweist. So kann man, falls eine Strategie nicht zum gewünschten Ziel führt, auf einem anderen Weg noch zum Erfolg kommen.

Suche nach der optimalen Behandlungsstrategie. Falls Ihnen bzw. Ihrem Angehörigen das eine Medikament nicht hilft, kann der behandelnde Arzt ein anderes Mittel vorschlagen oder verschiedene Medikamente so kombinieren, dass für fast jeden Einzelnen eine optimale Behandlung erreicht werden kann. Ihr Arzt wird ggf. unterschiedliche Dosierungen eines Medikaments oder auch verschiedene Kombinationen ausprobieren. Es handelt sich hierbei nicht um Unerfahrenheit oder Unfähigkeit Ihres Arztes, sondern darum, die für Sie bzw. Ihren Angehörigen optimale Behandlungsstrategie zu finden.

! Die Fachleute achten in Ihrem Sinne bei der medikamentösen Behandlung auf folgende Grundregel: maximale, bestmögliche Wirkung bei möglichst geringen unerwünschten Begleiterscheinungen bzw. Nebenwirkungen.

Bei allen Medikamenten sind regelmäßige ärztliche Untersuchungen (z. B. Blut, Elektrokardiogramm) wichtig, um einerseits die richtige Dosis zu bestimmen und um andererseits möglicherweise auftretende medizinische Komplikationen rechtzeitig zu entdecken.

Manche Betroffene und Angehörige berichten von ihrer Enttäuschung darüber, dass trotz der Medikamente keine unmittelbare Besserung im Befinden auftrat. Wenn wir Kopfschmerzen haben und eine Tablette nehmen, erwarten wir, dass innerhalb von 30 Minuten die Schmerzen deutlich besser werden oder sogar verschwunden sind. Verständlicherweise neigen wir dazu, dies auch bei anderen Medikamenten zu erwarten. Wie bei fast allen Psychopharmaka wirken diese jedoch meist nicht sofort, sondern brauchen einige Zeit. Meistens stellen sich die Verbesserungen in der akuten Symptomatik jedoch innerhalb von einigen (meist zwei bis drei) Wochen ein. Bis die Wirksamkeit eines Medikaments aber so ist, dass die Rezidivgefahr (d. h. das Risiko für erneute manische, depressive und gemischte Episoden) langfristig verringert bzw. der Rückfallschutz vollständig aufgebaut ist, kann es einige Monate dauern.

> **!** Stimmungsstabilisierende Medikamente und Antidepressiva wirken nicht sofort. Haben Sie deshalb mit sich und Ihrem behandelnden Arzt etwas Geduld.

Was sind Antidepressiva?
Obwohl die stimmungsstabilisierenden Medikamente, wie Lithium oder Lamotrigin, auch bei Depressionen helfen können, kann es trotzdem sein, dass Sie noch zusätzlich ein Antidepressivum verschrieben bekommen, um depressive Symptome zu lindern. Es gibt unterschiedliche Medikamente, die eingesetzt werden, um eine stimmungsaufhellende Wirkung zu erreichen (z. B. Trizyklische Antidepressiva, Monoamin-Oxidase-Hemmer/MAO-Hemmer oder Selektive Serotonin-Wiederaufnahmehemmer/Selective Serotonin-Reuptake-Inhibitor/SSRI). Manche davon wirken dämpfend, andere antriebssteigernd. Welches Medikament der Arzt verschreiben wird, hängt u. a. davon ab, welche Symptome vorherrschen. Wenn innere Unruhe, Nervosität oder Einschlafprobleme dominieren, wird er eher zu einem leicht dämpfenden Medikament greifen, während bei ständiger Müdigkeit oder Energielosigkeit ein antriebssteigerndes Antidepressivum angezeigt sein könnte.

Wenn jedoch nur Antidepressiva – ohne zusätzliche stimmungsstabilisierende Medikamente – eingenommen werden, kann es bei Patienten mit einer bipolaren Störung zu großen Problemen kommen. Warum? Manche Antidepressiva – insbesondere sog. Trizyklika – scheinen dazu zu führen, dass bei Betroffenen die Stimmung umschlagen kann bzw. zu sehr aufgeputscht wird. Das heißt konkret, es kann zu hypomanen, manischen Episoden oder schnellen Wechseln zwischen manischen und depressiven Phasen (Rapid Cycling) kommen.

Manche Fachleute sagen zwar, dass es sich hier nur um den natürlichen Verlauf der Erkrankung handelt und nicht um von Medikamenten hervorgerufene maniforme Zustände. Um aber das Risiko nicht unnötig zu vergrößern, kann es sein, dass Ihr Arzt Antidepressiva nur in Kombination mit einem oder mehreren der bereits erwähnten stimmungsstabilisierenden Medikamente verschreibt. Oft wirkt bereits das erste Antidepressivum, das verschrieben wird. Es kann aber – ähnlich wie bei den stimmungsstabilisierenden Medikamenten – vorkommen, dass mehrere Versuche nötig sind, bis das geeignete Mittel gefunden ist.

! Antidepressiva brauchen einige Zeit, bis sich die Wirkung deutlich zeigt. Seien Sie daher nicht enttäuscht, und geben Sie nicht auf, wenn Sie sich nicht sofort besser fühlen!

Es kann also in akuten Phasen nötig sein, zusätzliche Medikamente einzunehmen, um Symptome wie z. B. Unruhe- oder Angstzustände, Schlaflosigkeit oder psychotische Symptome in den Griff zu bekommen. So genannte Antipsychotika sind Medikamente, die bei schweren Unruhezuständen sowie bei Wahnvorstellungen und Halluzinationen helfen. Es gibt inzwischen Hinweise, dass manche neueren Antipsychotika auch deutlich stimmungsstabilisierend wirken. Olanzapin (Zyprexa®) und Risperidol wurden bereits als Beispiele kurz erwähnt. Eigentlich handelt es sich um sog. atypische Antipsychotika, aber diese Medikamente werden aufgrund der positiven Studienergebnisse zunehmend auch zur Behandlung der akuten Manie und als Phasenprophylaktikum bei bipolaren Störungen verschrieben. Das heißt, obwohl man sie normalerweise akut und prophylaktisch zur Behandlung psychotischer Symptome einsetzt, haben sie offensichtlich auch eine stark stimmungsstabilisierende Wirkung. Auch sog. Anxiolytika bzw. Beruhigungsmittel (Sedativa), wie Benzodiazepine (z. B. Valium® oder Tavor®), kommen manchmal zum Einsatz. Sie haben zwar keine stimmungsstabilisierenden Effekte, aber sie lindern akute Angst- und Unruhezustände und helfen z. B. vorübergehend beim Einschlafen.

Da es bei manchen Menschen einige Zeit dauert, bis stimmungsstabilisierende Medikamente und Antidepressiva wirken, werden solche Neuroleptika und Anxiolytika oft eingesetzt, um diese Zeit zu überbrücken – denn sie wirken glücklicherweise sehr schnell. Wenn Sie akut so schwer manisch sind, dass Sie selbst Ihr Verhalten nicht als Symptom Ihrer Erkrankung erkennen oder sogar die Behandlung verweigern, können diese Medikamente lebensrettend sein.

Wie lange müssen die Medikamente eingenommen werden?
Es wurde bereits darauf hingewiesen, dass es sich bei bipolaren Störungen um Erkrankungen handelt, die einen das ganze Leben lang begleiten können. Eine erfolgreiche Behandlung verlangt daher sehr viel Aufmerksamkeit von Betroffenen und ihren Familien. Es wird mit großer Sicherheit Zeiten geben, in denen Sie oder Ihr Angehöriger stark versucht sein werden (oder waren), die Medikamente abzusetzen. Vielleicht haben Sie sich gefragt, warum Sie weiterhin Medikamente einnehmen sollen, obwohl Sie wieder »gesund« sind, oder ob nicht die Gefahr einer Abhängigkeit besteht. Manchmal stellen nicht nur die betroffenen Personen selbst solche Überlegungen an, sondern auch Angehörigen oder Partnern können solche Gedanken in den Sinn kommen.

Wie lange man die Medikamente einnehmen sollte, hängt von verschiedenen Faktoren ab, die weiter unten beschrieben werden. Oft ist die Einnahmedauer nicht wie bei manchen anderen Erkrankungen zeitlich begrenzt. Im Folgenden wird auch darauf eingegangen, warum eine langfristige Einnahme oft wichtig ist.

Und jetzt Sie: Im Folgenden sind die häufigsten Gründe für die Versuchung genannt, es »ohne« zu probieren. Gehen Sie einmal die Liste durch, und prüfen Sie, welche dieser Gedanken Ihnen vielleicht selbst bereits einmal gekommen sind:

- »Die Medikamente erinnern mich ständig daran, dass ich eine bipolare Störung habe.«
- »Irgendwie fühle ich mich durch die Medikamente beeinflusst oder kontrolliert.«
- »Trotz der Medikamente geht es mir nicht 100 %ig gut (z. B. fühle ich mich irgendwie leicht depressiv).«
- »Ständig muss ich daran denken oder muss ich planen (z. B. Urlaub, Dienstreise), die Einnahme der Medikamente nicht zu vergessen.«
- »Ich habe das Gefühl, dass es mir doch eigentlich zurzeit gut geht und ich somit keine Medikamente brauche.«
- »Manchmal vermisse ich das Gefühl, die Energie, die Produktivität oder Kreativität, die ich in den Hochs erlebe.«

▶

- »Ich habe trotz der Medikamente immer wieder Stimmungsschwankungen und werde manisch oder depressiv.«
- »Wahrscheinlich hat das alles mit den Medikamenten sowieso keinen Sinn.«
- »Ich habe den Eindruck, dass die Medikamente bei mir Nebenwirkungen hervorrufen.«

Erwin, 52, verheiratet, sagte: »Sie können mir weder vorhersagen noch beweisen, dass ich, wenn ich heute das Lithium absetze, morgen, übermorgen oder in ein paar Wochen oder Monaten manisch werde!« Er hat Recht. Wenn Sie oder Ihre Angehörigen die Medikamente weglassen, wird dies nicht unbedingt sofort dazu führen, dass es in den nächsten Tagen oder Wochen zu einer akuten manischen oder depressiven Episode kommt. Wir können dies nicht vorhersagen, aber irgendwann wird es mit großer Wahrscheinlichkeit leider dazu kommen!

Vielleicht haben Sie es bereits selbst erleben müssen, dass nach der Veränderung der Dosis oder dem Absetzen der Medikamente wieder Symptome auftraten. Das Risiko für einen solchen Rückfall steigt zudem immens bei einem plötzlichen Absetzen der Medikamente. Wenn z. B. Lithium abrupt abgesetzt wird, erleidet jeder zweite Betroffene innerhalb von einem halben Jahr eine erneute Episode. Nach zwölf Monaten sind nur noch zwei von zehn Patienten gesund. Zum Vergleich: Wenn die Medikation langsam ausgeschlichen wird, sind ca. 80 % der Patienten sowohl nach einem halben Jahr als auch nach einem Jahr noch symptomfrei. Leider zeigen die Verläufe aber auch, dass das Absetzen der Medikamente früher oder später bei fast allen Patienten mit einem Rezidiv einhergeht.

Nicht nur das völlige Absetzen ist ein Problem. Manche Betroffene nehmen die Medikamente regelmäßig ein, aber die meisten weichen immer mal wieder von dem ab, was vom Arzt verordnet ist. Das ist kein spezifisches Problem von Betroffenen mit bipolaren Störungen, sondern es ist generell bei chronischen Erkrankungen (z. B. Bluthochdruck, Herz-Kreislauf-Erkrankungen) häufiger zu beobachten. Selbst wenn der Nutzen der Einnahme direkt sichtbar ist und es z. B. um Verhütung (durch die Pille) oder um Infektabwehr (Einnahme von Antibiotika) geht, passiert dies immer wieder. Manchmal wird eine Dosis schlicht vergessen, oder die Tablettenschachtel ist »plötzlich« leer (z. B. an einem Sonntag). Manche Menschen probieren auch kleinere Veränderungen aus, z. B. wird ein Medikament in einer etwas höheren Dosis genommen und dafür das andere reduziert oder vollständig weggelassen. Andere wiederum entscheiden sich, die Morgendosis z. B. wegen Nebenwirkungen auszulassen (riskieren damit aber andere Nebenwirkungen). Manche Betroffene wollen einfach mal eine »Pause« einlegen (z. B. für ein Wochenende oder einen Tag pro Woche). Oder sie haben die Vorstellung, dass man die Medikamentendosis einfach freiwillig wieder erhöhen wird, wenn es kritisch werden würde.

Anne, 42, war mit ihrem Mann im Ski-Urlaub und hatte ihr Carbamazepin dabei. Kurzfristig verlängerten sie jedoch den Urlaub, und die Medikamente gingen zur Neige. Sie beschloss, die verbliebenen Tabletten aufzuteilen, d. h. an einem Tag 400 mg einzunehmen und am nächsten 800 mg, dann wieder 400 mg und so weiter. Eigentlich klang das sehr vernünftig. Mit einem Lachen auf dem Gesicht sagte sie: »Mein Gott, wenn ich die Pille vergessen hätte, wäre das doch fataler gewesen.« Wenn man sich das hohe Risiko einer erneuten manischen oder depressiven Phase oder eines Suizidversuchs vor Augen hält, kann man Annes Einschätzung jedoch sehr in Frage stellen. Letztendlich hätte es im wahrsten Sinn des Wortes tödlich ausgehen können, was beim Vergessen der Pille eher unwahrscheinlich ist.

Regelmäßige Einnahme ist wichtig. Solche eigenmächtigen Abweichungen von dem, was eigentlich verordnet wurde, wirken sich oft erst mittel- oder langfristig aus. Dies ist natürlich fatal, weil das verständlicherweise die Idee zu bestätigen scheint, dass einem nichts passiert und man alles unter Kontrolle habe – oder im Extremfall sogar, dass man ganz »ohne« auskommen kann. Wie kann das möglich sein? Das hängt damit zusammen, dass der Blutspiegel der Medikamente sich oft nur langsam ändert. Wie Sie bereits wissen, dauert es einige Zeit, bis die Medikamente greifen. Deswegen nutzt oft auch eine kurzfristige eigenmächtige Erhöhung der Dosis nichts mehr und erhöht nur die Wahrscheinlichkeit von Nebenwirkungen.

Vielleicht kennen Sie solche Situationen, in denen Sie sich nicht 100%ig an die Anordnungen Ihres Arztes gehalten haben. Unsere Erfahrungen zeigen: Wenn Sie männlich oder eher jünger sind, wenn Sie vor kurzem wegen einer Manie in der Klinik waren oder verstärkt auch Alkohol oder Drogen konsumieren, ist es wahrscheinlicher, dass Sie mal eine Dosis vergessen, eigenmächtig mit der Medikation herumexperimentieren oder die Medikamente ganz absetzen … und sich damit diesen Risiken aussetzen.

Für die Einnahme der Medikamente spricht noch Folgendes: Untersuchungen zeigen, dass mit jeder zusätzlichen manischen, depressiven oder gemischten Episode die Chancen auf einen günstigen weiteren Verlauf der Erkrankung ohne medikamentöse Behandlung geringer werden. Jede Episode birgt das Risiko in sich, Schaden anzurichten: Suizidversuche, Arbeitslosigkeit, Ende einer Partnerschaft, Verschuldung. Die Liste ließe sich fortsetzen.

! Für ein dauerhaft stabiles Leben ist es wichtig, weitere Krankheitsepisoden zu verhindern und einen möglichen persönlichen, ökonomischen oder sonstigen Schaden verlässlich abzuwenden.

Für manche Betroffene wird die Diagnose vorläufig ausgesprochen, weil sie noch unsicher ist, vor allem, wenn bislang nur eine einzige Krankheitsepisode aufgetreten ist. Falls Sie als Betroffener darüber nachdenken, die Medikamente deshalb irgendwann abzusetzen, sprechen Sie unbedingt mit Ihrem Arzt oder Therapeuten darüber.

Und jetzt Sie: Beantworten Sie für sich folgende klärende Fragen:

(1) Sind in Ihrer Familie bereits ähnliche oder generell psychiatrische Erkrankungen bekannt oder werden vermutet, z. B. Depressionen, bipolare Störungen, Suizidversuche, Gewaltausbrüche?

(2) Begann alles mit einer Manie, oder haben Sie wiederholte maniforme oder gemischte Phasen?

►

(3) War diese eine Episode so schwer, dass es fast Ihr Leben, Ihre Partnerschaft, Ihre Familie oder Ihren Beruf bzw. Ihre Karriere ruiniert hätte?
(4) Waren Sie relativ jung – d.h. unter 25 Jahre –, als die ersten Symptome aufgetreten sind?
(5) Sind bei Ihnen jemals Halluzinationen oder andere psychotische Symptome aufgetreten, z.B. Verwirrtheit oder Vernachlässigung der persönlichen Hygiene?

Wenn Sie die Mehrheit dieser Fragen mit »Ja« beantwortet haben, dann sollten Sie ernsthaft darüber nachdenken, die Medikamente mindestens einige Jahre, wenn nicht lebenslang, einzunehmen. Im Allgemeinen gilt: Wenn Sie bzw. Ihr Angehöriger zwei oder mehr manische oder depressive Phasen erlebt hat, empfehlen Fachleute mit Nachdruck, die Medikamente regelmäßig zu nehmen. Selbst wenn es Ihnen bzw. Ihrem Angehörigen jahrelang gut geht und keine weiteren Krankheitsepisoden mehr auftreten, sollten die Medikamente weiterhin eingenommen werden, da die Medikamente zwar die Symptomatik kontrollieren, aber nicht die bipolare Störung *heilen* können! Aber falls Sie nach einigen Jahren stabiler Stimmung ohne Krankheitsepisoden den Versuch wagen wollen, ob es auch ohne Medikamente geht, sprechen Sie auf jeden Fall vorher mit Ihrem Arzt und Therapeuten!

Was Sie sonst noch über das Thema Medikamente wissen sollten

Homoöpathische oder pflanzliche Mittel. Vielleicht haben Sie oder Ihr Angehöriger schon einmal die Idee gehabt, es mit homöopathischen oder pflanzlichen Medikamenten zu versuchen. Das ist verständlich, weil wir oft dazu neigen anzunehmen, diese homöopathischen oder pflanzlichen Mittel seien für unseren Körper weniger schädlich und belastend oder sie hätten weniger Nebenwirkungen. Zwar kann man manche dieser Mittel ohne Rezept in Apotheken oder sogar Drogerien kaufen – aber auch bei solchen selbst gekauften oder bei homöopathischen Medikamenten ist Vorsicht geboten. Warum? Oft sind sie nicht hinreichend hinsichtlich Wirkung und möglicher Nebenwirkungen untersucht, d.h. wir wissen nicht, was diese Substanzen im Einzelfall bewirken. Als Beispiel sei Johanniskraut genannt, das als pflanzliches Antidepressivum eingesetzt wird. Die Erfahrung zeigt, dass die Dosierung und Einnahme nur in Zusammenarbeit mit einem Arzt stattfinden sollte, wenn Johanniskraut als pflanzliches Mittel gegen Depressionen eingesetzt wird. Nur der Fachmann kann die Wirkung im Einzelfall beurteilen – er hat Erfahrung mit einer Vielzahl von Betroffenen.

! Berichte häufen sich, nach denen pflanzliche (und somit oft als harmlos eingestufte) Präparate wie Johanniskraut unerwünschte Nebenwirkungen haben – z. B. können sie manische Symptome auslösen oder zu erheblichen Wechselwirkungen mit anderen Medikamenten führen. Selbsthilfe ist an *anderer* Stelle empfehlenswert (s. Teil II). Was die Medikamente betrifft, experimentieren Sie bitte nicht herum. Ändern Sie nichts an der Dosierung der Medikamente. Setzen Sie sie bitte nicht eigenmächtig ab. Sprechen Sie immer vorab mit Ihrem Arzt oder Therapeuten darüber! Er ist auch der richtige Ansprechpartner für Ihre Bedenken oder Belastungen.

Wirksamkeit der Prophylaxe. Bisher haben wir oft von der Wirksamkeit der Medikamente gesprochen. Diese Wirksamkeit wurde in etlichen wissenschaftlichen Studien nachgewiesen, die auch eine weitere interessante Information bringen: Etwa ein Drittel der Menschen mit einer bipolaren Störung, die ohne Unterbrechung Medikamente nehmen, bleiben vollständig symptomfrei. Die meisten Betroffenen erfahren eine starke Verbesserung bzw. eine deutliche Verringerung in der Schwere oder Häufigkeit der Krankheitsepisoden.

Allerdings bleibt bei manchen Betroffenen das Gefühl, dass die Arznei bei ihnen versagt, weil es trotz Medikation zu stärkeren Stimmungsschwankungen kommt oder weil sie immer wieder manische, depressive oder gemischte Episoden erleben. Das war z. B. bei Susanne, 43, so. Sie hatte häufige und schwere Krankheitsepisoden mit psychotischen Symptomen und verbrachte sehr viel Zeit in psychiatrischen Kliniken. Manchmal folgte ein Klinikaufenthalt dem anderen. Sie sagte: »Jede Manie endete in der Psychose, aber jetzt merke ich, wann es losgeht, bekomme keine Wahnvorstellungen mehr und bin oft nur noch ein oder zwei Wochen in der Klinik und nicht mehr monatelang.«

Iris, 45, ist die Lebenspartnerin eines 46-jährigen Mannes mit einer Bipolar-I-Störung. Sie äußerte irgendwann Bedenken gegenüber den Medikamenten: »Obwohl er das Zeug nun schon seit einem Jahr schluckt, wirkt es immer noch nicht. Er hat trotzdem Tage, an denen er lustlos ist und niedergeschlagen erscheint. Und ich habe das Gefühl, dass er immer sehr gereizt auf mich reagiert.« Vielleicht haben Sie als Betroffener oder Angehöriger schon ähnliche Gedanken gehabt. Aus den Äußerungen von Iris wird aber deutlich, dass sie bestimmte Vorstellungen hatte, wie die Medikamente wirken würden bzw. was damit erreicht werden kann.

Um nicht enttäuscht zu werden, sollten Sie und Ihre Angehörigen sich z. B. auch Folgendes vor Augen halten: Die stimmungsstabilisierenden Mittel (z. B. Lithium) sind zur Behandlung der Manie (als Phasen krankhafter Hochstimmung oder Reizbarkeit) und der Depression (als Episoden tiefer Schwermut) gedacht – sie »entfernen« nicht die normalen Schwankungen in unserer Stimmung oder in unserem Antrieb, die wir täglich erleben.

Und jetzt Sie: Die positive Wirkung von Medikamenten ist bei jedem anders: Es kann durchaus ein sehr großer Therapieeffekt sein, wenn man seltener und/oder weniger schwere Krankheitsepisoden durchleben muss und sich der Zeitraum, in denen es einem gut geht, verlängert. Überlegen Sie einmal, wie das bei Ihnen ist: Welche Erwartungen haben Sie an die Medikamente?

Medikamente verhindern Suizid. Abgesehen von der Tatsache, dass die stimmungsstabilisierenden Medikamente in den meisten Fällen die Häufigkeit und/oder Schwere von Krankheitsepisoden verringern, beugen sie auch Selbstmordgedanken und -versuchen vor. Wichtig ist generell Folgendes: Besprechen Sie mit Ihrem Arzt oder Therapeuten Veränderungen in der Stimmung und im Verhalten bzw. entsprechende Beobachtungen. Er wird dann jeweils mit Ihnen bzw. Ihrem Angehörigen klären, ob eine Änderung in den Medikamenten nötig ist oder nicht. Oft reichen kleine Anpassungen in der Dosierung der Medikamente bei den ersten Anzeichen von Krankheitsepisoden aus, um eine Eskalation der Symptome zu verhindern (z. B. Suizid) und das eigene Leben und die Krankheit wieder unter Kontrolle zu bekommen.

! Scheuen Sie sich nicht, Ihrem Arzt oder Therapeuten Symptome oder Veränderungen, die Sie bei sich beobachten, mitzuteilen. Wenn Sie offen Ihre eigenen Beobachtungen, Ängste oder Befürchtungen ansprechen, wird es für Ihren Arzt oder Therapeuten leichter, die Behandlung darauf abzustimmen und Sie aktiv in die Behandlung einzubeziehen.

Oft wird sich herausstellen, dass keine Veränderungen in der Behandlung nötig sind. Ihr Arzt, Ihr Therapeut, Sie selbst und Ihre Angehörigen werden zunehmend lernen, mit größerer Sicherheit in der jeweiligen Situation abzuschätzen, ob Handlungsbedarf besteht oder nicht. Denken Sie gerade, dass Sie für sich schon relativ gut einschätzen können, ob Ihr Verhalten oder Ihr Befinden jeweils ein Anzeichen für eine beginnende Manie oder Depression ist? Oder haben Sie als Partner, Freund oder Angehöriger den Eindruck, schon relativ sicher beurteilen zu können, ob »es« beim Gegenüber wieder losgeht? Das kann durchaus so sein. Bedenken Sie aber, dass jeder u. U. andere Anzeichen als typisch für den Beginn erneuter Episoden wertet und die Selbst- und Fremdeinschätzung voneinander abweichen können. Auch Ärzte und Psychotherapeuten müssen im Grunde genommen bei jedem Patienten lernen und erarbeiten, was für das Gegenüber noch im Rahmen ist oder welche Verhaltensweisen und Symptome als Warnzeichen gewertet werden müssen. Deswegen ist es sehr wichtig, offen mit Ihrem Arzt und Therapeuten über diese Themen zu sprechen.

Mit welchen Nebenwirkungen ist zu rechnen?
Vielleicht haben Sie selbst einmal mit Nebenwirkungen von Medikamenten zu tun gehabt. Wurde deswegen dann die Dosierung verändert, oder erhielten Sie ein anderes Medikament? Es ist wichtig zu wissen, dass unterschiedliche Personen z. T. sehr verschieden und mit unterschiedlich starken Nebenwirkungen reagieren. Manche Nebenwirkungen sind häufiger, andere dagegen sehr selten. Viele Betroffene verspüren allerdings *gar keine Nebenwirkungen*. Hinzu kommt, dass die Nebenwirkung, die der eine erlebt (z. B. Müdigkeit), für einen anderen Betroffenen sogar hilfreich ist (z. B. Müdigkeit, wenn man sonst unter Schlaflosigkeit leidet). Ob und welche Nebenwirkungen auftreten, hängt von verschiedenen Faktoren ab, z. B.

- von der Art und Dosierung der Medikamente,
- von der körperlichen Verfassung (z. B. Wasserverlust an heißen Tagen, starkes Schwitzen, Durchfall),
- vom Alter,
- von weiteren Medikamenten, die eingenommen werden, z. B. Diuretika (harntreibende Mittel),
- von anderen, gleichzeitig bestehenden Erkrankungen.

In folgender Tabelle sind typische Nebenwirkungen für Lithium, Valproat, Carbamazepin und Lamotrigin aufgeführt. Etwa die Hälfte der Betroffenen, die entsprechende Medikamente einnehmen, berichten von irgendwelchen Nebenwirkungen – allerdings in sehr unterschiedlicher Intensität.

Die genannten unerwünschten Nebenwirkungen sind vor allem dann häufig, wenn die Dosis sehr hoch ist oder Kombinationen von Medikamenten notwendig sind (wie bei der Akutbehandlung). Typischerweise treten viele Nebenwirkungen (wie z. B. Schwindel, Müdigkeit oder leichte Übelkeit) nur zu Beginn der Behandlung auf. Häufig muss der Körper sich erst auf die Medikamente einstellen. Wichtig: Anfangs auftretende Nebenwirkungen verschwinden oft wieder mit der Zeit!

Zwar gibt es auch Probleme, die langfristig auftreten können, aber meistens gibt es hierfür Lösungen. Oft helfen bereits vom Arzt angeordnete Veränderungen in der Dosierung, um solche Nebenwirkungen in den Griff zu bekommen. Es kann z. B. zu Problemen

Tabelle Nebenwirkungen, die bei der Einnahme von stimmungsstabilisierenden Medikamenten auftreten können (im Einzelfall können auch andere Nebenwirkungen auftreten; es wurden nur diejenigen genannt, auf die generell in der Literatur hingewiesen wird)

	Häufige Nebenwirkungen zu Beginn der Behandlung	**Probleme, die in einigen Fällen langfristig auftreten können**	**Sehr seltene, aber potentiell gefährliche Nebenwirkungen**
Lithium	leichtes Zittern, Magenbeschwerden (z. B. Völlegefühl, Übelkeit, Durchfall), vermehrter Durst, vermehrtes Wasserlassen, subjektive Konzentrationsschwierigkeiten, Müdigkeit, Muskelschwäche	Gewichtszunahme, Schilddrüsenprobleme (v. a. Unterfunktion, Bildung eines Kropfs), Nierenprobleme (v. a. durch Wasserverlust), Akne, Hautprobleme, zeitlich begrenzter Haarausfall, subjektiv erlebte Konzentrationsstörungen, vermeintlicher Verlust von Produktivität und schöpferischer Kraft	Lithium-Vergiftung (starkes Zittern, Übelkeit, Erbrechen, Durchfall, Schwindel, verwaschene Sprache, Bewegungsunsicherheiten, Muskelzuckungen, Schreibkrämpfe, Krampfanfälle) Schwangerschaft: Missbildungen möglich
Carbamazepin	Müdigkeit, Benommenheit, Erschöpfungsgefühl, Schwindelgefühl, Kopfschmerzen, verschwommenes Sehen, Übelkeit, Erbrechen, Appetitmangel, Hautveränderungen (z. B. allergische Reaktio-	Abnahme der weißen Blutkörperchen, Veränderungen in den Leberwerten, »Pille« (Gefahr der reduzierten Wirkung der »Pille« bzw. Schwangerschaftsverhütung)	Sehr selten: massive Verringerung der Anzahl weißer Blutkörperchen Schwangerschaft: Missbildungen möglich

►

Tabelle (Fortsetzung)

	Häufige Nebenwirkungen zu Beginn der Behandlung	**Probleme, die in einigen Fällen langfristig auftreten können**	**Sehr seltene, aber potentiell gefährliche Nebenwirkungen**
	nen, erhöhte Sonnenempfindlichkeit)		
Valproat	Übelkeit, Erbrechen, Durchfall, Müdigkeit, Zittern	Gewichtszunahme, Haarausfall, Veränderungen in den Leberwerten	Sehr selten: Leberschaden, Veränderungen des Blutbilds Schwangerschaft: Missbildungen häufig
Lamotrigin	Hautreaktionen, Schwindelgefühl, Kopfschmerzen, verschwommenes Sehen, Übelkeit, Erbrechen, Appetitmangel	Hautprobleme	Ernsthafte Hautreaktionen (0,3 %)
Vorsorge- und Notfallmaßnahmen	► Regelmäßige Kontrollen des Blutspiegels des Medikaments! ► Beobachten! ► Ausreichende Flüssigkeits- und Nahrungszufuhr! ► Arzt informieren!	► Engmaschige Kontrollen des Blutspiegels des Medikaments! ► Beobachten! ► Ausreichende Flüssigkeits- und Nahrungszufuhr! ► Arzt informieren!	► Nächste Dosis des Medikaments nicht einnehmen! Und: ► Sofort zum Arzt!

mit der Schilddrüse kommen, so dass sich ein sog. Kropf bildet. Durch regelmäßige Kontrollen des Halsumfangs können Sie und Ihr Arzt schnell feststellen, inwieweit hier Probleme auftauchen, die relativ schnell und gut in den Griff zu bekommen sind.

Gewichtsprobleme. Vielleicht haben Sie selbst an Gewicht zugenommen, seitdem Sie die Medikamente einnehmen. Nicht alle haben dieses Problem, bei manchen sind es nur wenige Kilos, aber manche nehmen mehr zu. Die Gewichtszunahme, unter der manche Betroffene leiden, ist z. T. stoffwechselbedingt, d. h. der Körper stellt sich um. Gelegentlich handelt es sich bei der Gewichtszunahme um Wassereinlagerungen. Bedenken Sie aber, dass manche Betroffene deshalb zunehmen, weil z. B. Lithium Durst macht und der Durst durch süße und kalorienreiche Getränke anstatt durch Mineralwasser oder kalorienarme Getränke gelöscht wird. Das bedeutet, dass man in etlichen Fällen auch durch Änderungen des eigenen Verhaltens viel beeinflussen kann – negativ wie positiv.

Lassen Sie sich übrigens nicht von der Auflistung der Nebenwirkungen (im Beipackzettel Ihres Medikaments oder in der obigen Tabelle) erschrecken. Selbst frei verkäufliche Medikamente wie z. B. Kopfschmerzmittel führen vergleichbare Nebenwirkungen im Beipackzettel auf (z. B. Nierenversagen, Magenblutungen). Manche Personen lesen die Beipackzettel bei solchen Medikamenten gar nicht, weil sie sich darauf verlassen, dass der Arzt die Vorzüge und Risiken hinreichend abgeschätzt hat. Der Arzt schätzt die Vorzüge und Risiken aber auch bei der Auswahl von Phasenprophylaktika, von Antidepressiva oder anderen Psychopharmaka ein.

Hilfreiche Anpassungen durch den Arzt. Wenn Nebenwirkungen auftreten, gibt es verschiedene Möglichkeiten, die der behandelnde Arzt vorschlagen kann. So kann es z. B. helfen, die Medikamente vor dem Schlafengehen zu nehmen oder die benötigte Dosis auf mehrere kleine zu verteilen. Der Arzt hat ein ganzes Repertoire von Möglichkeiten, die dazu beitragen können, dass Nebenwirkungen verschwinden – sprechen Sie mit ihm.

Nun könnten Sie sich fragen, warum Sie sich überhaupt mit Nebenwirkungen auseinandersetzen sollten. Der Grund ist einfach: um angemessen reagieren zu können. Es kann manchmal lebensrettend sein zu wissen, welche Nebenwirkungen auftreten können und welche Symptome typisch für Überdosierungen oder Vergiftungen sind. In diesem Fall müssen Sie oder Ihr Angehöriger nämlich *sofort* handeln. Glücklicherweise kommt es bei regelmäßiger, ärztlich verordneter Einnahme sehr selten zu ernsthaften Problemen!

> **!** Bei Fragen oder Sorgen sollten Sie mit Ihrem Arzt oder Therapeuten darüber sprechen. Wenn Sie als Betroffener oder Angehörige sich z. B. fragen, ob das, was Sie gerade beobachten, evtl. Nebenwirkungen sind, ob die Gefahr einer Abhängigkeit besteht oder ob langfristig mit negativen Konsequenzen zu rechnen ist, so besprechen Sie dies mit Ihrem Arzt und Therapeuten – das ist sein Job, er kennt sich damit aus.

Schwangerschaft. Inwieweit ist bei Schwangerschaften mit Schwierigkeiten zu rechnen, wenn man Psychopharmaka einnimmt? Das ist eine häufig gestellte Frage. Manche Medikamente sollten während einer Schwangerschaft gar nicht oder in anderer Dosierung eingenommen werden, da sie schädlich für die Entwicklung des Fötus oder Embryos sein können. Bestimmte Zeiten in der Schwangerschaft sind dabei kritischer als andere. Der behandelnde Arzt kann Sie hier beraten.

Es sei hier jedoch zusätzlich angemerkt, dass eine Schwangerschaft idealerweise im Vorfeld geplant sein sollte, um entsprechende Vorkehrungen z. B. hinsichtlich der Medikamente treffen zu können. Gerade der Beginn einer Schwangerschaft stellt eine kritische Entwicklungsperiode für das Kind dar. Der Arzt wird mit Ihnen das Für und Wider einer medikamentösen Behandlung besprechen, denn eine Manie oder Depression während der Schwangerschaft stellt ebenfalls ein großes Risiko für Mutter und Kind dar. Wenn andere Entscheidungen anstehen oder Fragen auftauchen (z. B. »Darf ich mein Kind stillen bei gleichzeitiger Lithium-Einnahme?« »Was muss ich beachten, wenn ich abnehmen oder eine Diät machen will?«), sollten Sie dies ebenfalls immer mit Ihrem Arzt oder Therapeuten besprechen. Dann können Sie gemeinsam geeignete Maßnahmen treffen!

4.4 Psychoedukation und Psychotherapie – was ist das, was bringt das?

Viele Betroffene halten Psychoedukation (Aufklärung und Information) und Psychotherapie für sinnvoll und nützlich. Andere verstehen ihre Erkrankung aber anscheinend so stark als durch Gene und Biologie bedingt, dass sie sich fragen: Was ist das überhaupt? Und was soll mir das bringen? Solche Überlegungen sind sehr gut nachvollziehbar. Die Antwort auf die Frage, ob Psychoedukation und Psychotherapie bei bipolaren Störungen sinnvoll sein könnten, hängt davon ab, was man sich darunter vorstellt und was man sich davon verspricht.

Nutzen und Grenzen von Psychotherapie. Psychotherapie kann leider nicht die Medikamente ersetzen. Und eine Psychotherapie zu machen bedeutet auch keinesfalls, 100 %ig nie wieder manisch oder depressiv zu werden. Wenn es aber darum geht, dass man seltener manisch oder depressiv wird, die Krankheitsphasen kürzer und weniger schwer verlaufen oder die symptomfreien Zeiten länger werden, dann ist Psychotherapie auch bei bipolaren Störungen durchaus sinnvoll und hat sich auch als wirksam erwiesen.

Psychotherapie ist auch eine gute Unterstützung dabei, besser mit den Hochs und Tiefs umzugehen, sie rechtzeitig zu bemerken und gegen sie anzusteuern. Außerdem kann man in einer Psychotherapie lernen, z. B. anders als bisher mit Belastungen und Stress umzugehen oder bei zwischenmenschlichen Konflikten Eskalationen und heftige Auseinandersetzungen zu vermeiden.

Sie, Ihre Familie und Angehörigen profitieren sehr davon, wenn Sie versuchen, so viel wie möglich über das Leben mit einer bipolaren Störung zu erfahren. Sowohl durch Aufklärung und Information als auch durch Psychotherapie können Sie und Ihre Angehörigen sehr viel erreichen. Auch wenn Sie eher indirekt betroffen sind, z. B. weil ein Angehöriger erkrankt ist oder Sie entsprechende Probleme bei einem Bekannten vermuten, helfen Ihnen Informationen, mit der Erkrankung umzugehen. Inzwischen wissen wir aus Studien, dass Psychotherapie oder generell eine psychologische Unterstützung von Bezugspersonen sich nicht nur positiv auf deren Befinden auswirken kann, sondern sogar positive Auswirkungen auf die Betroffenen hat, selbst wenn sie selbst nicht gleichzeitig in psychotherapeutischer Behandlung sind.

Was ist Psychoedukation? Psychoedukation ist ein wichtiger Bestandteil vieler Formen von Psychotherapie. Für sich genommen meint Psychoedukation zunächst einmal die Information und Aufklärung der Betroffenen (und ggf. ihrer Angehörigen) über ihre Erkrankung, deren Ursachen, Verlauf und Behandlungsmöglichkeiten. Dies kann unterschiedlich intensiv erfolgen. Manchmal geschieht diese Informationsvermittlung eher formal, z. B. durch Bücher, Patientenbroschüren und Vorträge. In anderen Fällen geht es darum – und das ist Psychoedukation im eigentlichen Sinn –, dass Therapeut und Betroffener die persönlichen Erfahrungen und den eigenen Lebensverlauf besprechen. Man erarbeitet gemeinsam, wie und wo dies mit dem allgemeinen Wissen über die Erkrankung zusammenpasst.

Was ist Psychotherapie? Im Unterschied zur Psychoedukation ist die Therapie umfassender – zeitlich wie inhaltlich. Folgender Definitionsversuch mag sich zwar etwas formalistisch anhören, aber um Ihnen auch das Selbstverständnis von Psychotherapeuten näher zu bringen, soll er hier doch angebracht werden: Demnach geht es in der Psychotherapie um die systematische und theoriegeleitete Anwendung von psychologischem Wissen zur Linderung von subjektivem Leiden und von Problemen in einer Situation, in der mindestens ein Therapeut und ein Betroffener miteinander sprechen. Einen konkreten Eindruck, was in einer Therapie »passieren« kann, können Sie sich im folgenden Kasten verschaffen – das ist ein Beispiel.

Mögliche Ziele in der psychotherapeutischen Arbeit mit Betroffenen mit einer bipolaren Störung

- Aus früheren oder aktuellen manischen, gemischten und depressiven Episoden für die Zukunft lernen. Versuchen zu verstehen, wie es dazu kam.
- Ein »Frühwarnsystem« erarbeiten (wie erkenne ich Anzeichen, so dass ich den weiteren Verlauf steuern kann?): die eigene

Vulnerabilität kennenlernen und mögliche Maßnahmen für die Zukunft planen.
- Sich mit der Tatsache auseinandersetzen, eine chronische Erkrankung zu haben.
- Sich mit der Frage beschäftigen, warum die dauerhafte Einnahme von Medikamenten notwendig ist.
- Sich mit der Tatsache beschäftigen, eine psychische Erkrankung zu haben.
- Belastungen, Stress sowie Probleme identifizieren und Strategien erarbeiten, wie man damit umgehen kann.
- Mögliche zwischenmenschliche Probleme besprechen und klären, wie sie sich lösen und in der Zukunft vermeiden lassen.
- Mit zusätzlichen, sog. komorbiden, psychischen Problemen umgehen lernen, z. B. mit Ängsten, Essstörungen oder Substanzmissbrauch.
- Depressionen überwinden

Welche Formen von Psychotherapie gibt es?

Diese Frage kann hier nur im groben Überblick beantwortet werden, da es sehr viele unterschiedliche Richtungen gibt. Der Schwerpunkt liegt deswegen darauf, welche Formen von Psychotherapie bei bipolaren Störungen zur Anwendung kommen. Leider kann es sein, dass Ihnen oder Ihren Angehörigen nicht alle Formen von Psychotherapie zur Verfügung stehen. Das hängt zum einen damit zusammen, dass manche Formen nicht überall angeboten werden oder entsprechend ausgebildete Psychotherapeuten fehlen. Ein anderer Grund ist, dass nur bestimmte Therapien von der gesetzlichen Krankenkasse bezahlt werden.

Rechtliche und formale Aspekte. Jeder gesetzlich Krankenversicherte hat Anspruch darauf, dass die Krankenkasse die Kosten für eine Psychotherapie übernimmt, sofern bestimmte Voraussetzungen erfüllt sind. Sie können sich entweder von Ihrem Arzt eine entsprechende Überweisung zu einem Psychotherapeuten geben lassen, oder Sie können mit Ihrer Versichertenkarte auch direkt zu einem Vertrags-Psychotherapeuten gehen. Dem Therapeuten und Ihnen stehen fünf sog. probatorische Sitzungen zur Verfügung – diese dienen dazu, sich kennenzulernen, eine entsprechende psychologische Diagnostik durchzuführen und ggf. aktuelle Krisen zu besprechen. Diese Zeit können Sie und Ihr Therapeut nutzen, um zusammen herauszufinden, ob man Vertrauen in das Gegenüber hat und ob man sich eine entsprechende Behandlung beiderseits vorstellen kann.

Der Titel »Psychotherapeut« ist seit 1999 geschützt. Nur wer nach den Richtlinien des Psychotherapeutengesetzes (PsychThG) die Voraussetzungen für die Approbation und Zulassung erfüllt, darf sich so nennen. Es gibt psychologische und ärztliche Psychotherapeuten. Erstere haben vor der Therapieausbildung Psychologie mit dem Abschluss Master oder Diplom studiert. Letztere, wie Fachärzte für Psychiatrie und Neurologie, haben Medizin studiert.

Antrag auf Psychotherapie. Wenn es sich um einen psychologischen Psychotherapeuten handelt, wird er Sie für den offiziellen Antrag auf Psychotherapie bei der Krankenkasse wahrscheinlich zu Ihrem Haus- oder Facharzt schicken, um einen sog. Konsiliarbericht zu bekommen. Obwohl es in vielen Fällen bereits feststeht, geht es bei diesem Bericht noch einmal darum, dass der Arzt prüft und beurteilt, inwieweit die psychischen Probleme organisch bzw. körperlich bedingt sind. Es wird auch untersucht, inwieweit zusätzliche körperliche Erkrankungen bestehen, die bei der psychotherapeutischen Behandlung u. U. berücksichtigt werden müssen. Der Therapeut wird – meistens nach Rücksprache mit Ihnen – auch entscheiden, ob eine Kurzzeit- oder Langzeittherapie beantragt werden soll. Bei der sog. Verhaltenstherapie bedeutet z. B. ein Kurzzeitantrag 25 Sitzungen, ein Langzeitantrag 45 Sitzungen.

Was für Sie wichtig ist, damit es keine Schwierigkeiten mit der Krankenkasse gibt, ist, dass der Psychotherapeut approbiert ist und entweder persönlich eine sog. Kassenzulassung hat oder in einer Praxis oder Ambulanz arbeitet, die eine solche Kassenzulassung besitzt. Nur wenn eine solche vorliegt, wird die Krankenkasse den Antrag bewilligen. Ansonsten müssten Sie die Kosten für die Psychotherapie privat zahlen. Die Kostenübernahme der gesetzlichen Krankenkassen erfolgt für folgende Therapierichtungen: Verhaltenstherapie, die tiefenpsychologisch fundierte Psychotherapie und psychoanalytische Therapie.

Psychoanalyse. Die Psychoanalyse versteht die aktuellen Probleme und Symptome als Ausdruck von früheren, meist verdrängten Erfahrungen aus der frühen Kindheit, die sich jetzt im Alltag und in anderen Beziehungen wieder aktualisieren. Deswegen geht es in den Gesprächen auch sehr oft um frühere Erfahrungen, um die Beziehungen zu den Eltern, Geschwistern und anderen wichtigen Bezugspersonen. Es wird davon ausgegangen, dass auch in der therapeutischen Situation frühere Beziehungserfahrungen wiedererlebt werden, sog. Übertragungen. Diese können dann entsprechend bearbeitet werden. Die tiefenpsychologisch fundierte Psychotherapie hat einen ähnlichen Ansatz, ist aber stärker auf die Gegenwart konzentriert.

Verhaltenstherapie. Die Verhaltenstherapie sieht die aktuellen Probleme und Schwierigkeiten als Resultate von Lernerfahrungen. Im Mittelpunkt der Behandlung stehen aktuelle Probleme und deren Lösung, und es werden Strategien zum Umgang mit gegenwärtigen und zukünftigen Problemen erarbeitet. Es geht immer auch darum zu sehen, wie unser Denken, Verhalten und Befinden sich gegenseitig beeinflussen und wie man selbst hier verändernd eingreifen kann. Typisch für die Verhaltenstherapie (VT) und die kognitive Verhaltenstherapie (KVT) ist, dass man in den Sitzungen Lösungen für aktuelle Probleme findet und diese zwischen den Sitzungen ausprobiert.

Falls Sie bereits Erfahrungen mit Psychotherapie haben, könnte es sein, dass Sie sich fragen, welche Form von Therapie Sie gemacht haben. Manche Psychotherapeuten oder Ärzte erklären ihren Klienten, welche Behandlung sie anbieten und worum es gehen wird. Manche Therapeuten integrieren auch Elemente verschiedener Ansätze.

Welche Formen von Psychotherapie haben sich bislang aufgrund wissenschaftlicher Untersuchungen als relevant und wirksam erwiesen? Von den bereits erwähnten Psychotherapieverfahren ist bislang nur die kognitive Verhaltenstherapie wissenschaftlich im Hinblick auf bipolare Störungen untersucht worden. Diese Untersuchungen zeigen, dass sich Häufigkeit und Dauer von affektiven Episoden reduzieren lassen und die Lebensqualität der Betroffenen zunimmt.

Familientherapie. Da verschiedene Therapeuten auch Familientherapie anbieten, soll kurz darauf eingegangen werden. Wichtig ist zu wissen, dass es verschiedene Ansätze in der Familientherapie gibt, z. B. den systemischen Ansatz. Eine Form der Familientherapie – eine verhaltentherapeutisch und lösungsorientierte Familientherapie (»Family Focused Treatment/FFT« von Miklowitz/Goldstein, 1997) – ist im Zusammenhang mit bipolaren Störungen wissenschaftlich untersucht und erweist sich als wirksam. Das Besondere an diesem Programm ist, dass es die Familie, den Partner oder andere zentrale Bezugspersonen einbezieht und alle Therapiesitzungen immer zusammen stattfinden. Im Vordergrund steht hier, Konflikte und Probleme gemeinsam und effektiv lösen zu lernen. Idealerweise wird diese Therapie von zwei Therapeuten zu Hause bei den Betroffenen mit ihren Angehörigen durchgeführt. Genau dies ist der Grund, warum sie in dieser Form in Deutschland aktuell nicht allgemein angeboten wird. Manche Therapeuten werden aber sicherlich bereit sein, auf Nachfrage eine entsprechende verhaltenstherapeutisch orientierte Paar- oder Familientherapie in ihrer Praxis anzubieten.

Gruppen- versus Einzeltherapie? Ob eine Gruppen- oder Einzeltherapie gemacht wird, ist oft eine Frage der Örtlichkeit und der persönlichen Vorliebe. In Kliniken wird oft Gruppentherapie angeboten, was bei in eigener Praxis arbeitenden Psychotherapeuten nicht immer der Fall ist. Manche Betroffene erleben Gruppen als sehr hilfreich, um sich über die Erfahrungen mit anderen austauschen zu können und nicht mehr das Gefühl zu haben, mit der Erkrankung allein zu sein. Andere bevorzugen die therapeutische Sitzung für sich allein. Letztendlich handelt es sich aber nicht um ein Entweder-Oder, auch Kombinationen sind möglich.

Tipps für die Therapeutensuche

- Fragen Sie den Therapeuten direkt, nach welcher Methode er arbeitet. Nur so können Sie selbst für sich entscheiden, ob Sie das wollen oder nicht.
- Fragen Sie Ihren Therapeuten, ob er Erfahrung mit bipolaren Störungen hat. Für viele Betroffene ist es beruhigend zu wissen, dass der Behandelnde weiß, womit er es zu tun hat.

Selbsthilfegruppen. Eine weitere Möglichkeit ist auch, sich ergänzend zu einer Psychotherapie einer Selbsthilfegruppe anzuschließen. Manchmal werden diese von ausgebildeten Fachleuten angeleitet, aber manchmal auch von den Betroffenen selbst. Immer mehr Selbsthilfegruppen werden in letzter Zeit gegründet, die sich spezifisch an Betroffene mit bipolaren Störungen wenden. Adressen, wo Sie entsprechende Anlaufstellen finden, gibt es bei der Deutschen Gesellschaft für bipolare Störungen (www.dgbs.de, DGBS e. V., Postfach 800 130, D-21 001 Hamburg).

Um das, was Sie selbst konkret tun können, soll es insbesondere in Teil II gehen. Dort finden Sie Anregungen und Hilfestellungen, worauf Sie achten können und welche Strategien Ihnen vielleicht helfen können, mit depressiven und maniformen Symptomen oder auch anderen Problemen und Schwierigkeiten umzugehen.

Teil II

Selbstmanagement: Was kann ich tun?

5 Was ist Selbstmanagement?

Selbstmanagement ist die Antwort auf die Frage: Was kann ich tun? Den ersten Schritt haben Sie als Betroffener oder Angehöriger bereits getan, indem Sie versuchen, mehr Informationen zum Thema »bipolare Störungen« zu bekommen, zu verstehen, worum es dabei geht und was die möglichen Ursachen und Auslöser sind. Als Betroffene oder Partner bzw. Angehörige sind Sie zwar diejenigen, die sich eigentlich am besten mit der Problematik auskennen – aber in Teil I wurde ausgeführt, warum unsere subjektive Sichtweise immer nur eine ist. Es gibt andere. Was Sie gerade tun, ist, sich mit genau diesen anderen Sichtweisen zu beschäftigen. Sie lesen vielleicht auch Dinge, die Sie nicht akzeptieren wollen oder können. Dachten Sie beim Lesen manchmal, dass das, was hier geschrieben steht, nur *eine* mögliche Sichtweise der Probleme von Betroffenen mit bipolaren Störungen ist? Ging Ihnen ein Gedanke durch den Kopf wie z. B. »Das ist mir hier alles zu einseitig« oder »Der Autor vertritt nur eine bestimmte wissenschaftliche und therapeutische

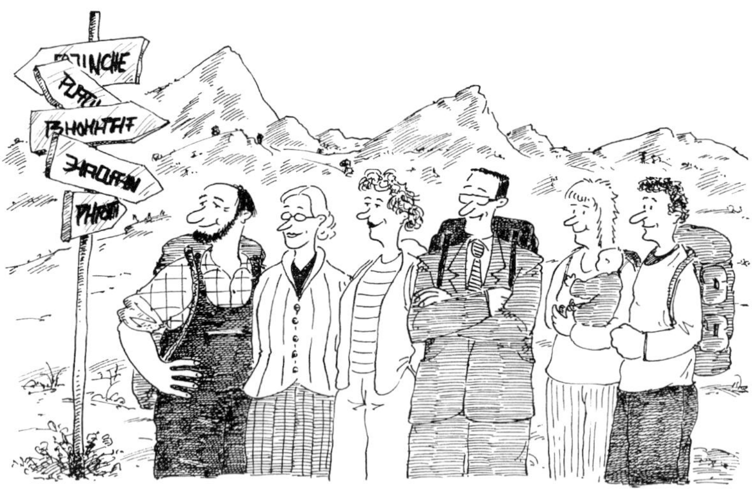

Richtung«? Überlegen Sie einmal, an welchen Stellen im Buch Sie bisher beim Lesen Gefühle wie Unmut, Verärgerung, Angst oder Hilflosigkeit erlebten. Waren es bestimmte Themen?

Es kann sein, dass es bestimmte Themen waren, bei denen solche Gefühle hochkamen. Bei der Frage der Beteiligung genetischer Faktoren? Dass der Einfluss der Erziehung oder frühkindlicher Erfahrungen fast völlig unberücksichtigt blieb? Im Zusammenhang mit der Frage der Medikamente? Sie sind der Meinung, dass es neben der Schulmedizin auch alternative Behandlungsmethoden gibt, die hier nicht erwähnt werden?

Teilweise sind diese Einwände auch gerechtfertigt. Der Anspruch dieses Buches ist, für Sie das zusammenzustellen, was wir aktuell aufgrund wissenschaftlicher Untersuchungen wissen und was sich aus der Erfahrung von Therapeuten und Rückmeldungen von Betroffenen als hilfreich erwiesen hat. Deshalb liegt das Augenmerk auf solchen Strategien, die Ihnen oder Ihrem Angehörigen helfen können, anders mit der Erkrankung umzugehen und Ihr »Selbstmanagement« zu verbessern.

Selbst ausprobieren. In Teil I sind Ihnen beim Lesen sicher schon einige Ideen gekommen, worauf Sie in Zukunft achten können oder wo Sie selbst etwas tun können. Vielleicht haben Sie bereits überlegt, worauf Sie achten können und was Sie tun können, um z. B. Schlafstörungen vorzubeugen oder entgegenzuwirken. Manches von dem, was Sie im Folgenden erfahren und was Sie für sich ausprobieren können, wird Ihnen als Betroffener, Partner oder Angehöriger unmittelbar hilfreich erscheinen. Einiges fällt einem relativ leicht umzusetzen, anderes erscheint einem schwer und mühsam, vielleicht sogar unmöglich.

> ! Jeder muss für sich selbst ausprobieren und herausfinden, was im Alltag hilfreich ist und was nicht. Manches ist leichter umzusetzen, wenn man sich an jemanden wendet, der es gelernt hat, Menschen zu unterstützen, z. B. an einen Psychologen oder Arzt. Nutzen Sie solche Möglichkeiten!

6 Lernen Sie Ihre Stimmungen und Ihren Rhythmus besser kennen

Schlafmangel, Stress am Arbeitsplatz oder zu Hause, Herumexperimentieren mit den Medikamenten oder ihr Absetzen erhöhen das Risiko von manischen und depressiven Phasen. Man spricht dabei von *Risikofaktoren*. Analog dazu gibt es *Schutzfaktoren*. Sie zu finden ist das Ziel dieses zweiten Teils des Buches. Was könnten für Sie Schutzfaktoren sein? Das sind zunächst jeweils die Gegenstücke zu den Risikofaktoren, d. h. regelmäßiger Schlaf (statt Schlafmangel) oder regelmäßige Einnahme (statt Absetzen) der Medikamente. Darüber hinaus handelt es sich aber auch um Strategien und Verhaltensweisen, die Sie lernen und einsetzen können, um mehr Balance und Selbstbestimmung im Alltag zu erreichen. Darum geht es in den nächsten Kapiteln.

Risiko- versus Schutzfaktoren. Oft haben wir nur bedingt Einfluss auf den Stress am Arbeitsplatz. Es kann sein, dass zu einer Zeit einfach mehr Arbeit anfällt, z. B. für Lehrer zum Schuljahresende oder für Mitarbeiter in Unternehmen zu Inventurzeiten. Wenn jemand empfiehlt: »Arbeite weniger«, ist das zwar prinzipiell sinnvoll – und manchmal ergeben sich Möglichkeiten, die man vorher nicht bedacht hat und die tatsächlich den Arbeitsaufwand verringern. Es kann aber sein, dass man die Belastung an dieser Stelle nicht beeinflussen kann. Dann kann die richtige Strategie sein, für Ausgleich im Privatleben zu sorgen (durch Sport, gezielte Erholung an den Wochenenden oder Entspannungsübungen). Was immer Ihnen oder Ihrem Angehörigen hilft, hier eine Balance zu erhalten oder wiederherzustellen, ist positiv und dient Ihrem Schutz.

Individuelle Auslöser. Oft bemerken wir erst im Nachhinein, was konkret passiert ist (z. B. dass wir uns überarbeitet haben). Vielleicht kennen Sie das: Sie können sich nicht genau erklären, warum es Ihnen heute nicht so gut geht oder warum Sie heute so energielos, müde oder lustlos sind. Das gilt ebenso im positiven Sinne: Auch an

Tagen, an denen man sich topfit fühlt, Bäume ausreißen könnte oder plötzlich das Interesse verspürt, alte und neue Bekannte wieder zu kontaktieren, weiß man nicht genau, wie es dazu kommt. Aber anscheinend liegt es in unserer Natur, eher nach möglichen Auslösern und Ursachen zu suchen, wenn es uns *nicht* gut geht.

! Wenn wir lernen, die Auslöser für negative Stimmungen zu benennen, können wir sie zeitig umgehen – und wenn wir lernen, die Auslöser für positive Stimmungen zu benennen, können wir mit ihnen auch bewusster umgehen.

In Teil I wurden bereits verschiedene belastende Faktoren genannt, die Einfluss auf unsere Stimmung und unseren Antrieb haben (z. B. Konflikte mit anderen, Schlafstörungen, persönliche Verluste). Aber auch entsprechende positive Erlebnisse wurden erwähnt (z. B. das Bestehen einer Prüfung, das Wiedersehen einer geliebten Person). Manchmal stellt man fest, dass manches, das man als unbedeutend bewertete, durchaus einen Einfluss auf Stimmungsschwankungen und Veränderungen im Antrieb nahm – so etwas zeigt sich nicht selten im Rahmen einer Psychotherapie. Das gilt im besonderen Maße für depressive und manische Symptome: Sehr häufig stoßen Betroffene erst bei genauem Hinsehen auf Situationen und andere Faktoren (z. B. bestimmte Gedanken oder Erlebnisse), die bei ihnen persönlich als *individuelle Auslöser* für depressive und manische Symptome gewertet werden können. Man findet für sich heraus: Den depressiven und maniformen Phasen gehen unterschiedliche Situationen und Auslöser *voraus*. Lernen Sie sie für sich kennen!

! Machen Sie es zum festen Bestandteil Ihres Selbstmanagements, immer besser herauszufinden, wie sich Ihre Stimmungen entwickeln. Als zwei wichtige Hilfsmittel schlagen wir Ihnen das *Stimmungstagebuch* und den *Wochenplan* vor. Das Ziel: ein trotz Erkrankung aktiv und selbstbestimmt gestaltetes Leben.

6.1 Das Stimmungstagebuch (STB)

Sie wollen Ihre individuellen Auslöser für manische oder depressive Symptome herausfinden? Dann nutzen Sie das Stimmungstagebuch (STB) und führen Sie es regelmäßig. Mit ihm können Sie konkret herausfinden, wo es Zusammenhänge zwischen Stimmung, Schlaf und anderen aktuellen Begebenheiten bei Ihnen oder bei Ihrem Angehörigen gibt. Und Sie können lernen, bei Bedarf gegenzusteuern. Den Umgang mit dem STB zeigt die Abbildung auf Seite 100–101, dort ist ein Auszug aus dem Stimmungstagebuch von Martin, 28, abgedruckt. Auch finden Sie weiter unten eine Anleitung für das Ausfüllen des STB.

Am Ende des Buches finden Sie das STB als Kopiervorlage zur eigenen Benutzung. Über die Verlagshomepage www.beltz.de stehen Ihnen das STB sowie weitere Materialien zum Download und Ausdrucken zur Verfügung. Kopieren bzw. drucken Sie sich regelmäßig einen ganzen Stapel aus, damit Sie immer ausreichend Bögen zur Verfügung haben. Es handelt sich um eine verkürzte Fassung des Tagebuchs, wie es in Therapien eingesetzt wird. Warum verkürzt? Es soll für Sie möglichst einfach zu handhaben sein. Dies vor allem dann, wenn Sie es für sich selbst ausfüllen und sich noch keine Unterstützung durch einen Therapeuten geholt haben.

Schneller Überblick. Es gibt noch einen anderen Grund für die Verkürzung des Tagebuchs: Es soll Ihnen einen schnellen Überblick über Ihre Stimmung, Ihren Schlaf und sonstige Ereignisse ermöglichen. Wenn Sie es mehrere Monate täglich ausfüllen, zeigen sich deutliche Muster in Ihren Gewohnheiten und Stimmungen – Sie werden von dieser neuen Sicht von sich selbst überrascht sein. Und genau dadurch wird das STB zu einem Grundpfeiler im Selbstmanagement Ihrer Erkrankung. Diese Aufzeichnungen können Sie selbstverständlich auch mit Ihrem Arzt oder Therapeuten besprechen.

Wirkt das Tagebuch in der Abbildung kompliziert auf Sie? Das Aufschreiben braucht tatsächlich etwas Übung. Mit jedem Tag, an dem Sie es ausfüllen, werden Sie aber merken, dass es schneller geht. Die anfänglichen Mühen werden sich lohnen. Das STB wird Ihnen helfen, unabhängiger von anderen zu werden und selbst Muster und Zusammenhänge zwischen Situationen und Ihrer Stimmung zu erkennen. Sie können rechtzeitig mögliche Veränderungen in Ihrer Stimmung und in Ihrem Antrieb bemerken, dadurch im Vorfeld Rezidive abfangen und ggf. nötige Höherdosierungen von Medikamenten in Akutphasen vermeiden. Mittel- und langfristig wird es Ihnen helfen, mehr Balance zu haben und Ihre Lebensqualität zu verbessern.

> **!** Das Stimmungstagebuch (STB) kann Ihnen helfen, rechtzeitig zu erkennen, ob sich depressive oder manische Episoden abzeichnen, und dementsprechend zu handeln. Anstatt von den Symptomen kontrolliert zu werden, erlaubt Ihnen das Ausfüllen des STB mehr Kontrolle über die Symptome.

Spalte 1 ausfüllen: Tag, Monat, Jahr

Wenn Sie sich das Beispiel von Martins STB ansehen, steht in der ersten Spalte »Monat/Tag«. Martin, hat hier Oktober eingetragen, weil er im Oktober mit dem Ausfüllen des STB begonnen hat. Da das STB Sie kurz-, mittel- und langfristig beim Selbstmanagement Ihrer Erkrankung unterstützen kann, werden Sie das STB wahrscheinlich für längere Zeit benutzen – das konkrete Datum hilft Ihnen dann später beim Vergleich. Vergessen Sie die Jahresangabe nicht.

Sie erschreckt die Vorstellung, das Tagebuch über Jahre hinweg auszufüllen? Das ist nachvollziehbar. Die Erfahrung zeigt aber, dass es wichtig ist, zumindest einige Monate lang konsequent durchzuhalten. Warum? Oft braucht es einige Zeit, um für sich zuverlässig herauszufinden, welche Situationen und Faktoren bei einem selbst zu Veränderungen in der Stimmung und im Antrieb führen. Unsere Erfahrung zeigt, dass manche Betroffene sich im Lauf der Zeit so daran gewöhnen, das STB auszufüllen, dass es irgendwann fast wie das Zähneputzen zum Alltag gehört.

Ist Ihnen aufgefallen, dass Martin nicht mit den Einträgen in der Zeile vom 1. Oktober angefangen hat, sondern am 14.? Da man das STB am einfachsten wie einen Kalender benutzt, haben er und sein Therapeut besprochen, mit dem ersten Tag anzufangen, an dem die

Monat: Okto-ber **Tag:**	**Stimmung & Antrieb** −3 D	−2 d	−1	0	+1	+2 h	+3 M	**Komische Ideen, Halluzina-tionen?**	**Schlaf** Gesamt (in h)	**Uhrzeit** Ins Bett	Einge-schla-fen	Aufge-wacht	Aufge-stan-den	**Medikamente** Li	Risp			**Ereignisse heute?**
1.	☐	☐	☐	☐	☐	☐	☐											
2.	☐	☐	☐	☐	☐	☐	☐											
3.	☐	☐	☐	☐	☐	☐	☐											
4.	☐	☐	☐	☐	☐	☐	☐											
5.	☐	☐	☐	☐	☐	☐	☐											
6.	☐	☐	☐	☐	☐	☐	☐											
7.	☐	☐	☐	☐	☐	☐	☐											
8.	☐	☐	☐	☐	☐	☐	☐											
9.	☐	☐	☐	☐	☐	☐	☐											
10.	☐	☐	☐	☐	☐	☐	☐											
11.	☐	☐	☐	☐	☐	☐	☐											
12.	☐	☐	☐	☐	☐	☐	☐											
13.	☐	☐	☐	☐	☐	☐	☐											
14.	☐	☐	☐	■	☐	☐	☐		$6\,^1/_2$	23.15	23.30	6.05	6.05	X				1. Therapiesitzung
15.	☐	☐	☐	■	☐	☐	☐		$6\,^3/_4$	23.15	23.20	6.10	6.10	X				Muss ich das STB immer machen?
16.	☐	☐	☐	■	☐	☐	☐		$6\,^1/_2$	23.15	23.30	6.05	6.05	X				
17.	☐	☐	☐	■	☐	☐	☐		$7\,^1/_2$	23.00	23.10	6.45	6.45	X				

Monat:	Stimmung & Antrieb							Komische Ideen, Halluzinationen?	Schlaf	Uhrzeit				Medikamente				Ereignisse heute?
Oktober **Tag:**	−3 D	−2 d	−1	0	+1	+2 h	+3 M		Gesamt (in h)	Ins Bett	Eingeschlafen	Aufgewacht	Aufgestanden	Li	Risp			
18.	□	□	■	□	□	□	□		7	23.00	23.15	6.15	6.30	X				Fühlte mich ausgenutzt (Job)
19.	□	□	■	□	□	□	□		7	23.10	23.15	6.30	6.30	X				Ärger mit der Partnerin
20.	□	■	□	□	□	□	□		8	22.00	23.00	10.00	11.00	X				Immer noch Ärger mit der Partnerin
21.	□	■	□	□	□	□	□		7	22.00	23.00	6.00	6.00	X				Schon wieder Wochenanfang/Therapie
22.	□	□	□	■	□	□	□		6	23.45	24.00	6.00	6.00	X				Überstunden → Partnerin verärgert
23.	□	□	□	□	■	□	□		7 ½	0.00	0.30	6.00	6.00	X				Ich werde jetzt etwas ändern!
24.	□	□	□	□	■	□	□		5	0.00	1.00	6.00	6.00	X				Einschlafen schwierig/genervt
25.	□	□	□	□	□	■	□		3	1.00	1.00	4.00	4.00	(x)				Früh zur Arbeit: viel erledigt
26.	□	□	□	□	□	■	□		4	1.00	1.00	5.00	5.10	(x)				Beziehung beendet!
27.	□	□	□	□	□	□	■		3	2.00	2.00	5.00	5.00					Unruhig, gereizt, Suizidgedanken
28.	□	□	■	□	□	□	■		4	1.00	1.00	5.00	5.00	X	X			Krankmeldung/Therapie/Nervenarzt
29.	□	□	□	□	□	□	■		5	0.00	0.00	5.00	5.00	X	X			
30.	■	□	□	□	□	□	■		7	23.00	23.00	6.00	7.30	X	X			Wie unter Strom/suizidal/Nervenarzt
31.	□	□	□	□	□	□	■		5	0.00	0.30	5.50	5.30	X	X			Klinik?

Abbildung Ein Beispiel für ein Stimmungstagebuch (STB), Martin, 28. Er hat am 14. Oktober angefangen, es regelmäßig zu führen und alles notiert, was ihm wichtig schien, z. B. auch, wann er beim Nervenarzt war oder wann er Suizidgedanken hatte. Zur Erklärung der Kürzel in der 2. Spalte D, d, h, M siehe Text (nach Meyer & Hautzinger: Bipolare Störungen. Weinheim: Beltz, 2013) erste Therapiesitzung stattfand – in seinem Fall der 14. Oktober. Machen Sie das doch auch so: Schreiben Sie die erste Eintragung in die Zeile, die dem aktuellen Datum entspricht. Auch wenn ein Monat weniger als 31 Tage hat, lassen Sie die Zeilen einfach frei und fangen mit dem neuen Monat ein neues Blatt an.

Spalte 2 ausfüllen: Stimmung & Antrieb

Die zweite Spalte des Stimmungstagebuchs dokumentiert die eigene Stimmung. Für die Selbstbeurteilung Ihrer Stimmung und Ihres Antriebs ist eine siebenstufige Skala vorgesehen, die von +3 bis –3 reicht. Eine solche Skala vereinfacht die Selbsteinschätzung. Manche Betroffene bemerken schneller bei sich Veränderungen in der *Stimmung*, während andere bei sich zuerst Veränderungen im *Antrieb*, Energie- oder Aktivitätsniveau registrieren. Unter manchen Zahlen steht ein Buchstabe. Dieser Buchstabe soll eine Erinnerungshilfe für Sie sein, welcher Zustand durch die jeweilige Zahl charakterisiert wird. Im Folgenden finden Sie Hinweise, was man z. B. unter +2 oder –1 und unter den Buchstaben verstehen kann.

–3 steht für depressiv (D). Kreuzen Sie die –3 (minus 3; großes D) an, wenn Sie sich heute sehr schlecht fühlen. Vielleicht sind Sie down, niedergeschlagen, traurig, oder Sie fühlen sich hoffnungslos oder leer. Sie interessieren sich kaum noch für etwas. Nichts macht wirklich Spaß. Sebastian, 21, bezeichnete diesen Zustand als »das Loch«. Alles erscheint anstrengend. Sie fühlen sich sehr erschöpft und vielleicht auch müde. Sie haben kaum Appetit oder verspüren fast ständig Hunger. Sie haben Schuldgefühle. Möglicherweise ist Ihr Selbstvertrauen am Boden oder Sie fühlen sich wertlos. Zudem haben Sie womöglich Schwierigkeiten, sich zu konzentrieren oder alltägliche Entscheidungen zu treffen (z. B. was Sie zuerst erledigen oder was Sie anziehen sollen). Vielleicht denken Sie sogar häufig an den Tod oder Sie denken an Suizid. Kommen Ihnen Gedanken in den Sinn wie »Ich habe mich versündigt« oder »Mein Leben ist sinnlos«? Zu arbeiten oder andere Leute zu treffen, erscheint Ihnen u. U. fast unvorstellbar.

–2 steht für leicht depressiv (d). Wenn es Ihnen heute nicht gut geht, kreuzen Sie die Spalte mit der –2 an (minus 2; kleines d). Auch hier würden Sie sagen, dass Sie niedergeschlagen, deprimiert oder traurig sind. Es kann auch sein, dass Sie weniger Interesse an Dingen haben, die Ihnen normalerweise Freude bereiten, aber manches kann Ihre Stimmung aufhellen (z. B. ein Geschenk, ein Anruf, ein Besuch). Vielleicht erscheint vieles anstrengend, und Sie fühlen sich erschöpft oder müde. Sie haben vielleicht auch keine richtige Lust zu essen oder weniger Appetit. Sie zweifeln an Ihren Fähigkeiten und haben evtl. Minderwertigkeitsgefühle. Sich mit anderen Menschen zu treffen oder zu arbeiten erscheint Ihnen wahrscheinlich schwierig und anstrengend, aber es geht irgendwie doch. (Eine –2 wäre definitiv nicht gerechtfertigt, wenn Sie Suizidgedanken haben oder den Impuls verspüren, sich etwas anzutun.)

Der Bereich von –1 bis +1. Lassen Sie uns zuerst über die 0 sprechen. Wenn Sie in der Spalte für die 0 ein Kreuz machen, würde das bedeuten, dass es Ihnen gut geht. Ihre Stimmung ist ausgeglichen. Dass Sie eventuell arbeiten gehen müssen, ist nicht toll oder etwas, worüber Sie sich freuen, aber es ist okay. Vielleicht gab es einen Moment, in dem Sie wegen etwas oder auf jemanden wütend waren. Eventuell haben Sie sich über etwas sehr gefreut. Diese Gefühle standen aber nicht im Vordergrund und vergingen nach kurzer Zeit wieder. Vielleicht haben Sie sich Sorgen gemacht, aber Sie konnten diese auch wieder beiseite schieben und sich darauf konzentrieren, was aktuell ansteht und was Sie zu tun haben. Eventuell sind Ihnen Ihre Stärken und Ihre Schwächen bewusst, aber Sie sind weitgehend zufrieden mit sich und der Welt. Vielleicht ist auch etwas passiert, was unangenehm war, und Sie haben sich kurz aufgeregt oder geärgert (z. B. ist etwas schief gegangen, oder Sie haben etwas vergessen, z. B. den Geldbeutel). Sie haben sich aber auch wieder schnell beruhigen können, und alles war wieder weitgehend in Ordnung.

Was bedeutet die –1 und die +1? Im Alltag benutzen wir manchmal Sprüche wie »Ich bin heute wohl mit dem falschen Fuß aufgestanden«, um zu sagen, dass die Stimmung nicht so gut ist, wie man es sonst von sich kennt. Eventuell ist man leicht gereizt, mürrisch, missmutig oder pessimistisch. Manche würden sagen, man sei »nicht gut drauf«. Umgekehrt kann es sein, dass man morgens aufwacht und sich topfit fühlt, voller Tatendrang und Energie. Man ist optimistisch und vertraut etwas stärker als sonst üblich seinen Fähigkeiten. Vielleicht hat man auch etwas Besonderes vor. Das heißt, die Stimmung oder die Energie kann etwas schlechter oder besser als sonst sein, aber es gibt keine anderen Symptome oder Auffälligkeiten, die Anzeichen für Depressionen oder Manien sein könnten (z. B. Veränderungen im Appetit, im Schlaf oder in der allgemeinen Leistungsfähigkeit, wie z. B. beim Konzentrieren oder Erinnern).

! Hinweis: Wenn die –1 einige Tage oder länger anhält, kann dies ein Warnzeichen dafür sein, dass sich die Stimmung langsam generell in Richtung Antriebslosigkeit oder Depressivität verschiebt bzw. verschlechtert. Das bedeutet, es könnte ein Vorbote für eine depressive Episode sein. Das Gleiche gilt, wenn längere Zeit die +1 die Stimmung am besten beschreiben würde. Eventuell ist dies ein erstes Anzeichen für eine beginnende Manie bzw. für eine Verschiebung des Antriebs und der Stimmung in diese Richtung.

+2 steht für hypoman (h). Geht es Ihnen heute »richtig gut«, dann gehört Ihr Kreuz in die Spalte mit der +2 (plus 2; kleines h). Sie sind in guter oder gehobener Stimmung, evtl. auch leicht euphorisch. Ellen, 50, spricht von ihrer »Champagnerlaune«. Vielleicht sind Sie auch etwas gereizt. Es kann z. B. sein, dass es Ihnen Spaß macht, andere etwas zu provozieren und ihnen humorvoll die Meinung zu sagen. Wahrscheinlich fühlen Sie sich voller Energie und Tatendrang. Vielleicht haben Sie den Eindruck, dass Sie heute viel erledigen werden. Eventuell haben Sie auch das Gefühl, heute besonders produktiv und kreativ sein zu können. Möglicherweise kommen Ihnen mehr Ideen, oder Sie machen mehr Pläne als sonst. Es kann sein, dass Sie mehr Interesse an Dingen haben, die Spaß versprechen. Vielleicht haben Sie mehr Interesse daran, mit anderen zu reden, sich mit anderen zu treffen oder auszugehen. Unter Umständen fühlen Sie sich erotischer oder fühlen sich schneller von anderen körperlich angezogen. Vielleicht sind Sie weniger zurückhaltend oder schüchtern als sonst. Flirten Sie mehr oder denken mehr an Sexuelles? Sie haben das Gefühl, weniger Schlaf als sonst zu brauchen, und schlafen eventuell etwas weniger? Der Alltag kann Ihnen eintönig und langweilig erscheinen; vielleicht kommentieren andere – insbesondere Leute, die Sie gut kennen – Ihr Verhalten oder Ihr Auftreten als »leicht überspannt«, »etwas überdreht« oder »leicht über dem Strich«. Wenn es zu Problemen kommt, so handelt es sich lediglich um Sticheleien oder kleinere Auseinandersetzungen, aber ernsthafte Konflikte bleiben aus. Vielleicht fühlen Sie sich angespannter, unruhiger oder umtriebiger als sonst. Es ist aber nicht so schlimm, dass Sie nicht mehr still sitzen können, auf und ab laufen oder ständig unterwegs sein müssen.

+3 steht für manisch (M). Wenn es Ihnen heute »sehr gut« geht und Sie euphorisch sind, kreuzen Sie die +3 an (plus 3; großes M). Eventuell könnten Sie die Welt umarmen, oder es fallen Ihnen ständig Witze oder Wortspiele ein. Es kann auch sein, dass Sie immer wieder lachen müssen, weil Ihnen komische oder lustige Dinge durch den Kopf gehen. Aber vielleicht geht Ihnen auch alles und jeder auf die Nerven, und Sie sind gereizt. Vielleicht reagieren Sie sogar sehr aggressiv, schreien andere an, werfen mit Gegenständen um sich. Vielleicht sagen Sie anderen direkt ins Gesicht, was Sie von ihnen denken, ganz egal, welche Konsequenzen das haben könnte. Ihrer Energie und Ihrem Tatendrang scheinen keine Grenzen gesetzt? Sie sind davon überzeugt, besonders produktiv und kreativ zu sein, mehr als andere leisten zu können, besonders viele und besonders gute Ideen zu haben? Sie schmieden viele oder großartige Pläne für die Zukunft. Sie sind aktiver als sonst, haben mehr Interesse an Dingen, die Spaß, Lust oder Erfolg versprechen. Sie sind wahrscheinlich gesprächiger oder kontaktfreudiger als sonst. Sie haben mehr Lust und verspüren den Drang, etwas zu unternehmen oder auch einzukaufen. Jegliche Hemmungen, die Sie sonst haben, sind evtl. wie weggefegt. Erotik, Flirts und Sex können immer wieder das Denken beherrschen, nicht nur, wenn Sie jemanden sehen, der Ihr Interesse weckt. Sie spüren, weniger Schlaf als sonst zu brauchen, und schlafen auch definitiv deutlich weniger als sonst. Eventuell schlafen Sie gar nicht mehr oder machen nur noch kurze Nickerchen. Andere Menschen, die Sie gut kennen, machen sich Sorgen wegen Ihres Verhaltens oder Ihres Auftretens – aber das können Sie nicht unbedingt nachvollziehen. Eventuell fällt es Ihnen schwer, bei einer Sache zu bleiben, weil Sie so viele Ideen haben oder so viel Interessantes und Spannendes um Sie herum passiert. Deswegen kann es auch zu Problemen und Schwierigkeiten bei der Arbeit kommen. Auch Auseinandersetzungen und ernsthafte Konflikte mit anderen können auftreten. Vielleicht sind Sie so unruhig und getrieben, dass Sie kaum noch längere Zeit still sitzen können, ständig auf und ab laufen oder unterwegs sind. Es kann auch sein, dass Sie spontan und ohne lange nachzudenken Entscheidungen treffen, die fatale Folgen haben können (z. B. in Urlaub gehen, ohne das Geld zu haben oder ohne Urlaub im Vorfeld beantragt zu haben; ein neues Auto kaufen; ungeschützten sexuellen Kontakt mit Personen haben, die Sie kaum oder gar nicht kennen).

Mit einer Skala die Stimmung dokumentieren? Wie lassen sich mit einer solchen Skala Stimmungsschwankungen festhalten? Es kann sein, dass Sie sich dies beim Lesen der Beschreibungen der sieben Stufen von +3 bis –3 gefragt haben. Eine berechtigte Frage. Diese Frage ist auch aus dem Grund berechtigt, da manche Betroffene gemischte Symptome erleben, also zeitgleich oder schnell wechselnd manische und depressive Symptome. Auch in dem Beispiel von Martins STB gibt es zwischen dem 27. und 30. Oktober Tage, an denen er sowohl manische als auch depressive Symptome notiert (s. o.). Er war sehr getrieben, schlief kaum, schwankte zwischen Größenideen und Gefühlen der Wertlosigkeit. Außerdem schrieb er Suizidgedanken auf (letzte Spalte des STB).

Wenn eine Zahl (z. B. 0) Ihren Zustand am Tag nicht gut genug beschreibt, weil sich Ihr Befinden beispielsweise abends deutlich verbesserte (+2) oder verschlechterte (–2), dann können Sie dies dadurch kennzeichnen, dass Sie – ähnlich wie Martin – in zwei Spalten ein Kreuz machen.

> **!** Eine +3 an einem Tag bedeutet noch nicht, dass Sie eine manische Episode haben, sondern dass Sie *heute* manische Symptome erlebten. Erst wenn Sie diese +3 mehrmals hintereinander an einigen Tagen eintragen, handelt es sich wahr- ▶

scheinlich um eine manische Episode. Gleiches gilt für hypomane und depressive Episoden.

Spalte 3 ausfüllen: Komische Ideen, Halluzinationen?

Matthias, 38, glaubte, vorhersagen zu können, was andere tun, und Wolf, 24, war davon überzeugt, dass alle Frauen ihn wollten. Richard, 29, glaubte in der Depression, bereits tot zu sein und zu verwesen – dies war begleitet von entsprechenden Geruchsempfindungen (sog. olfaktorischen Halluzinationen) von Verwesung. Wenn Sie beispielsweise den Eindruck haben, dass andere hören können, was Sie denken, oder Sie Stimmen hören, obwohl niemand da ist, oder wenn Sie sich verfolgt fühlen, sind das Symptome, die Sie in die 3. Spalte eintragen.

Spalte 4 ausfüllen: Schlaf

Da dem Schlaf eine große Bedeutung zukommt, sind ihm im STB die Spalten 4 und 5 reserviert. In der 4. Spalte »Schlaf« geben Sie an, wie viele Stunden Sie subjektiv in der letzten Nacht geschlafen haben. Es geht hier nicht um eine genaue Berechnung der Zeit, sondern um Ihre subjektive Einschätzung, wie lang Sie geschlafen haben. Bei Martin zeigt sich (Beispiel-STB oben): Während an den meisten Tagen die Zeit zwischen Einschlafen und Aufwachen etwa dem entspricht, was Martin als subjektive Schlafdauer angegeben hat, ist das am 20. Oktober nicht der Fall. Er schlief um ca. 23 Uhr ein und wachte um 10 Uhr auf. Das sind elf Stunden Schlaf, aber er gibt selbst nur eine Schlafzeit von acht Stunden an. Dies lag in seinem Fall daran, dass er wiederholt aufwachte und Schwierigkeiten hatte, wieder einzuschlafen. Aus unterschiedlichen Gründen muss also die rechnerische Schlafdauer nicht immer mit der subjektiven Schlafdauer übereinstimmen – eine wichtige Information für Sie, aber auch für Ihren Arzt oder Psychologen.

Alle Angaben zum Schlaf beziehen sich immer auf die letzte Nacht. Angenommen, es ist heute Dienstagabend, dann geht es um die Nacht von Montag auf Dienstag. Angenommen, es ist heute Sonntag, dann geht es um die Nacht von Samstag auf Sonntag.

Spalte 5 ausfüllen: Uhrzeit

In der 5. Spalte des STB halten Sie fest, wann Sie (1) letzte Nacht ins Bett gegangen sind, (2) eingeschlafen, (3) heute Morgen aufgewacht und (4) heute Morgen aufgestanden sind. Denken Sie jetzt, dass Sie sich daran überhaupt nicht erinnern können und nicht wissen, wie lange Sie zum Einschlafen brauchen? Fragen Sie sich, welchen Sinn es haben soll, das alles zu notieren? Lehnen Sie sich einen Moment zurück, und überlegen Sie: Warum könnte es in Ihrem Fall sinnvoll sein, immer zu notieren, wann Sie ins Bett gegangen, eingeschlafen, aufgewacht und aufgestanden sind?

Manche Betroffene verbringen in depressiven Phasen viel Zeit im Bett, haben aber massive Einschlafprobleme. Andere hingegen schlafen wirklich mehr. Manche Betroffene gehen in solchen Phasen früher ins Bett als sonst. Anderen fällt das Aufstehen so schwer, dass sie lange wach oder im Halbschlaf im Bett liegen bleiben. Umgekehrt kann es sein, dass sich im hypomanen oder manischen Zustand die Zeit, zu der man ins Bett geht, immer mehr nach hinten verschiebt. Bei vielen beginnt es aber auch mit verfrühtem Aufwachen (z. B. lange bevor der Wecker klingelt). Manche bleiben normalerweise morgens zwischen Aufwachen und Aufstehen einige Zeit im Bett liegen (z. B. 15 Minuten), aber im manischen Zustand hält sie nichts im Bett, sobald sie einmal wach sind.

! Es gibt sehr verschiedene Muster. Das Stimmungstagebuch ermöglicht Ihnen (und ggf. auch Ihrem Arzt oder Psychotherapeuten) zu lernen, was für Sie persönlich typisch ist. Wissen Sie, was für Sie typisch ist, können Sie schnell ernst zu nehmende Abweichungen entdecken und ihnen gegensteuern. Das eigene Muster zu kennen und entsprechend handeln zu können, gibt Ihnen zusätzlich mehr Kontrolle über sich und Ihren Zustand.

Sie können jetzt vielleicht nachvollziehen, warum es sinnvoll ist, im STB all diese Zeiten getrennt aufzuschreiben, aber stellen sich jetzt die Frage, ob man sich daran überhaupt erinnern kann? Zu Beginn ist das für viele tatsächlich nicht ganz einfach. Mit etwas Übung und mit der Zeit erinnert man sich zunehmend besser und bekommt ein

Gefühl dafür, wann man z. B. gestern Abend ins Bett gegangen ist, wie lange es gestern gedauert hat, bis man eingeschlafen ist. Marianne, 63, berichtete ihrem Therapeuten: »Das Ausfüllen des STB hat mich richtig nervös gemacht. Jeden Abend schaltete ich noch mal das Licht ein, um zu sehen, wie viel Uhr es ist. Wenn ich nicht sofort eingeschlafen bin, fühlte ich mich unter Druck, noch mal auf die Uhr zu schauen, um alles richtig eintragen zu können.«

! Setzen Sie sich nicht unter Druck! Es geht nicht um genaueste Minutenangaben, sondern um Ihr persönliches Muster. Sehen Sie vor dem Zubettgehen bzw. Ausschalten des Lichts auf die Uhr. Versuchen Sie nicht angestrengt, die Uhrzeit im Gedächtnis zu behalten. Nach einigen Tagen und mit etwas Übung werden Sie ein Gefühl dafür entwickeln, wann Sie ins Bett gegangen sind und wie lange es dauerte, bis Sie eingeschlafen sind. Übrigens: Einer ganzen Reihe von Betroffenen fällt es von Anfang an leicht, sich zu erinnern.

Spalte 6 ausfüllen: Medikamente

Die 6. Spalte ermöglicht Ihnen das Eintragen von bis zu vier verschiedenen Medikamenten. Falls Sie weniger Medikamente bekommen, aber diese auf verschiedene Dosen verteilt sind (z. B. morgens und abends), können Sie die Spalten auch nutzen, um zu notieren, ob Sie alle Tabletten genommen haben. Martins Beispiel-STB zeigt, dass er nur Lithium bekam. Er machte ein Kreuz, wenn er das Lithium sowohl morgens als auch abends eingenommen hatte. Am 25. und 26. Oktober ist dieses Kreuz in Klammern gesetzt. Damit drückte er aus, dass er morgens vergessen hatte, sein Lithium zu nehmen. Wenn er die Morgen- und Abenddosis in zwei separaten Spalten eingetragen hätte, würde somit das X in der zweiten Spalte fehlen. Als er manisch wurde, wurde ihm zusätzlich Risperidon (Risperdal®) verschrieben. Deswegen trug Martin ab dem 28. Oktober in einer weiteren Spalte das Risperdal ein. Zwar wird es im STB für Oktober nicht mehr ersichtlich, aber mit der Zusatzmedikation und den in der Therapie erarbeiteten Notfallstrategien stabilisierte sich Martins Zustand innerhalb der nächsten zwei Wochen. Ein

Klinikaufenthalt wurde deswegen im Gegensatz zu seinen vorherigen Manien nicht nötig.

! Das regelmäßige Notieren der Medikamenteneinnahme kann Ihnen helfen herauszufinden, ob es bestimmte Situationen gibt, in denen Sie dazu neigen, die Medikamente zu vergessen oder einfach wegzulassen. Kommen Sie sich selbst auf die Spur!

Wenn Sie bei sich Muster bei der Medikamenteneinnahme entdecken, haben Sie und ggf. Ihr Arzt oder Therapeut die Möglichkeit zu sehen, worin das Problem besteht und was man tun könnte. Insbesondere, wenn es zu Umstellungen oder Änderungen der Medikamente kommt, können Sie (und ggf. Ihr Arzt) genau überprüfen, wie Sie auf diese Veränderungen ansprechen. Kommt es zu einer Stabilisierung oder Destabilisierung in Ihrem Schlafrhythmus? Kommt es zu Veränderungen in Ihrer Stimmung? Oder treten Nebenwirkungen auf? Indem Sie selbst zur Beantwortung solcher Fragen beitragen, können Sie viel aktiver zur optimalen Behandlung Ihrer Probleme beitragen und damit mehr Verantwortung übernehmen.

Die letzte Spalte ausfüllen: Ereignisse heute?

Martin hat in der Spalte »Ereignisse heute« ganz verschiedene Gedanken und Ereignisse eingetragen. Manche mögen nebensächlich wirken (»früh zur Arbeit«), bei anderen hätten Sie evtl. den Eintrag auch gemacht (»Beziehung beendet«, »Krankmeldung«). Bei wieder anderen denken Sie persönlich vielleicht, dass sie nicht in die Rubrik »Ereignisse« passen: z. B. »fühlte mich ausgenutzt (Job)«, »Ich werde jetzt etwas ändern« oder »Klinik?«. Entscheidend ist hier nicht, wie das auf andere wirkt, sondern, dass Sie an dieser Stelle das notieren, was für Sie heute wichtig war, was Sie persönlich beschäftigte, was bedeutend für Ihre Stimmung und Ihren Antrieb war.

! Die Erfahrung zeigt, dass das regelmäßige Aufschreiben persönlicher Informationen vielen Betroffenen mehr Sicherheit gibt – sie entwickeln das Gefühl, von den Beurteilungen anderer ▶

unabhängiger zu werden. Beispiel: Eine typische Situation ist, dass der Betroffene von Angehörigen oder vom Arzt wegen seines Verhaltens sorgenvoll angesprochen wird, weil es ein Anzeichen für eine Depression oder Manie sein könnte. Das regelmäßig geführte Stimmungstagebuch wird Ihnen helfen, ein objektiveres Bild über die letzte Zeit und Ihren Zustand zu bekommen.

Ihr Stimmungstagebuch bringt Vorteile

Zusammenhänge überprüfen. Wie bereits erwähnt, hilft Ihnen das STB, Muster und Zusammenhänge zwischen Ihrem Verhalten und Befinden sowie anderen Faktoren wie Stress oder Schlaf zu erkennen. Dies ist wichtig für das allgemeine Selbstmanagement sowie für Gespräche mit Ihrem Arzt oder Therapeuten. Manche Betroffene haben beispielsweise die Befürchtung, dass die Einnahme von Medikamenten zu einer Gewichtszunahme führen könnte. Dies ist bei manchen Medikamenten auch der Fall. Um das für sich besser abschätzen und bei Gelegenheit auch mit Ihrem Arzt besprechen zu können, könnten Sie Ihr STB dazu nutzen: Wiegen Sie sich einmal im Monat und notieren Sie das Gewicht in der letzten Spalte. Sie könnten das STB zur Erinnerung an das Wiegen benutzen, indem Sie in den Kopien pro Monat den entsprechenden Tag bereits anstreichen, an dem Sie sich wiegen wollen. Betroffene Frauen haben es als hilfreich erlebt, im STB ihre Menstruation zu vermerken, weil Stimmungs- und Antriebsschwankungen in einem Zusammenhang mit ihrer Menstruation stehen könnten.

Das STB als Routenplaner. Haben Sie als Betroffener, Partner oder Angehöriger den Eindruck, dass das STB nur einen kleinen Ausschnitt dessen erfasst, was wirklich relevant ist? Sie haben Bedenken, dass man sich mit dem STB zu sehr auf die Kleinigkeiten des Alltags konzentriert? Sie befürchten, dass die eigentlich relevanten Themen (z. B. wie man als Kind von den Eltern behandelt wurde oder traumatische Erfahrungen wie körperliche oder sexuelle Gewalt) dabei völlig untergehen? Das sind wichtige Themen – für manche Themen tut man sich aber besser mit einem entsprechend ausgebildeten Psychotherapeuten zusammen.

Mit Hilfe des Stimmungstagebuchs finden Sie aber in Eigenregie heraus, welche Situationen und Ereignisse einen Einfluss auf Ihre aktuelle Stimmung und Ihren Antrieb haben, wie oft so etwas passiert und wie nachhaltig die Konsequenzen auf Ihr Befinden sind. Das hilft Ihnen zu sehen, wo Sie ansetzen, was Sie ändern könnten und wie es zukünftig weitergehen könnte.

Regelmäßigkeit. Manchen Betroffenen fällt es am leichtesten, morgens die Spalten zum Schlaf der letzten Nacht auszufüllen und dann auch die Morgendosis der Medikamente gleich zu notieren. In vielen Fällen ist einem dann noch gegenwärtiger, wann man ins Bett gegangen, eingeschlafen, aufgewacht und aufgestanden ist. Außerdem wird man durch das Ausfüllen des STB morgens ggf. gleichzeitig daran erinnert, die Morgendosis der Medikamente zu nehmen. Andere bevorzugen es, das STB einmal komplett am Abend vor dem Zubettgehen auszufüllen – in diesem Fall füllen Sie es auf einmal für die letzten 24 Stunden aus, da sich schließlich die Angaben zum Schlaf auf die letzte Nacht beziehen.

! Füllen Sie das STB immer zur gleichen Zeit aus. Warum? Je mehr Sie das Ausfüllen zu einer regelmäßigen Routine Ihres Alltags (wie das Abendessen, Duschen, Zähneputzen) machen, desto seltener werden Sie vergessen es auszufüllen. Sie werden von selbst daran denken. Und je weniger aufwendig es für Sie ist, umso wahrscheinlicher werden Sie es für sich als sinnvolle und nützliche Strategie im Umgang mit Ihrer Erkrankung entdecken!

Sich Vergesslichkeit eingestehen. Was tun, wenn Sie an einem Tag Ihre Eintragungen vergessen haben? Es gibt zwei Möglichkeiten. Zunächst können Sie versuchen, sie nachzutragen. Dies mag trivial erscheinen, aber was Sie wahrscheinlich in einer solchen Situation feststellen werden: Es kann schwierig sein, im Rückblick für den vorletzten oder sogar vorvorletzten Tag die nötigen Angaben zu machen. Das Risiko ist sehr groß, dass es sich eher um grobe Einschätzungen und nicht um Fakten handelt. Die Erfahrung zeigt, dass die Einschätzung in der Rückschau sehr verzerrt sein kann. Stellen Sie sich vor, dass Sie heute niedergeschlagen oder traurig sind:

Wie würden Sie dann beurteilen, wie die letzten Tage verlaufen sind oder wie Ihre Stimmung in diesen Tagen war? Die meisten Befragten würden darauf z. B. antworten: »Eigentlich war meine Stimmung schon die ganze letzte Zeit nicht so gut« oder »Irgendwie klappt in letzter Zeit nichts mehr so richtig«. Umgekehrt, wenn Sie in gehobener Stimmung wären, ist es sehr wahrscheinlich, dass die Probleme und Schwierigkeiten, die es evtl. gab, plötzlich zum »Schnee von gestern« oder zu »Kinkerlitzchen« werden.

! Wenn Sie etwas in das Tagebuch nachtragen, kennzeichnen Sie dies in irgendeiner Form: Markieren Sie die Zeile farbig, oder versehen Sie in der ersten Spalte den Tag mit einem Kreis. Sie können die Zeile auch unausgefüllt lassen und mit dem nächsten Tag weiter machen.

Das STB lesen lernen. Besonders gut können Sie das STB als wichtigen Grundpfeiler Ihres Selbstmanagements einsetzen, wenn Sie die Informationen daraus für sich entsprechend interpretieren und nutzen. Dies ist insbesondere dann von Bedeutung, wenn Sie das STB zu Beginn nicht regelmäßig mit einem Psychotherapeuten oder

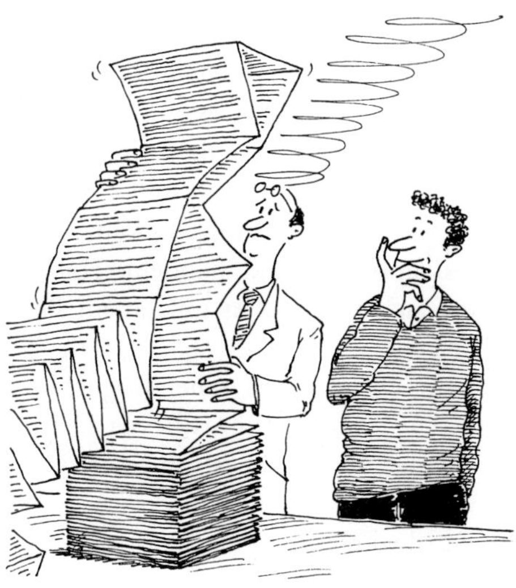

Arzt besprechen können. Manche haben damit kein Problem. Andere sind es hingegen nicht so gewohnt, solche Tabellen zu lesen.

Üben Sie doch mal – wenn Sie wollen – an Martins STB für Oktober. Gibt es Dinge, die Ihnen an Martins STB auffallen? Was erscheint Ihnen von dem, was er aufgeschrieben hat, wichtig? Man kann auf sehr unterschiedliche Informationen achten. Der eine achtet spontan eher auf den Schlafrhythmus, der andere eher darauf, ob jemand seine Medikamente regelmäßig genommen hat. Beispiele: Eventuell ist Ihnen aufgefallen, dass Martin durchschnittlich etwa 6–6¼ Stunden schläft, wenn seine Stimmung ausgeglichen ist. Wenn Martins Stimmung hingegen schlechter wird, neigt er dazu, eher mehr zu schlafen – im hypomanen und manischen Zustand verkürzt sich sein Schlaf deutlich. Auch die Zeit, zu der er ins Bett geht, hängt teilweise von seinem Befinden ab. Martin scheint auch dazu zu neigen, eher die Medikamente zu vergessen, wenn er hypoman ist. Auffällig mag auch erscheinen, dass er relativ schnell nach Beginn der Manie zum Arzt geht und sich krankschreiben lässt. Andererseits geht die Manie mit Suizidgedanken einher. Es scheint, als ob Schwierigkeiten am Arbeitsplatz sowie die Streitigkeiten mit seiner Partnerin mit seinen Stimmungsschwankungen zusammenhängen. Es liegen hier nur Informationen von weniger als einem Monat vor, aber diese können vielleicht bei Martin bereits Ansatzpunkte für mögliche Veränderungen sein.

Mit anderen sprechen. Mit Hilfe des Stimmungstagebuchs können Sie Vermutungen über mögliche Zusammenhänge in Ihrem Leben anstellen. Viele Betroffene berichten, dass ihnen dabei ein Gespräch mit einer anderen Person geholfen hat, weil die Außensicht immer einen wichtigen Aspekt mit sich bringt. Es kann sich dabei um den Partner oder einen guten Freund handeln. Haben Sie schon in Erwägung gezogen, sich regelmäßig mit einem Psychologen oder Arzt zu besprechen?

Stabilität anstreben. Das STB ist eine Möglichkeit, die eigenen Stimmungen und den Schlafrhythmus besser kennenzulernen. Da wir wissen, wie wichtig der Schlaf ist und wie wichtig gerade der Schlaf-Wach-Rhythmus für Veränderungen in der Stimmung und im Antrieb sind, wurde diesem Thema auch auf dem Formblatt sehr viel Raum eingeräumt. In Teil I des Buches wurde beschrieben, dass nicht nur der Schlaf die Struktur unseres Alltags bestimmt. Es gibt auch die sog. sozialen Zeitgeber, z. B. eine feste Partnerschaft, feststehende Termine oder ein Arbeitsplatz mit geregelten Arbeitszeiten. Dazu gehören auch Gewohnheiten wie z. B. die regelmäßige Verabredung zum Sport, das gemeinsame morgendliche Frühstück, Mittag- oder Abendessen, das tägliche Joggen, der Klavierunterricht oder der Kirchenbesuch.

! Die sozialen Zeitgeber können dazu beitragen, das Leben zu stabilisieren. Deshalb ist es wichtig, sie und ihre Wirkung kennenzulernen – z. B. durch das Stimmungstagebuch.

Bei Martin (s. Beispiel-STB) brachte die Beendigung der Beziehung sein Fass zum Überlaufen. Martin besprach sein Tagebuch mit einem Therapeuten. Dabei stellte sich heraus, dass für ihn die Beziehung im positiven Sinne ein sozialer Zeitgeber war. Er erzählte: »Meine Freundin war oft diejenige, die mich dazu brachte, ins Bett zu gehen, wenn es mal wieder zu spät wurde. Sie brauchte meistens nichts zu sagen. Manchmal stand sie einfach nur im Türrahmen zum Wohnzimmer und sah mich an. Ähnlich war es morgens. Seit sie weg ist, müsste ich eigentlich selbst darauf achten. Irgendwie mache ich das aber nicht.«

Muss es unbedingt diese STB Vorlage sein? Natürlich nicht. Manche finden es einfacher, eine solche Vorlage zu benutzen, während andere lieber ein eigenes Stimmungstagebuch erstellen. Das ist völlig Ihnen überlassen. Wenn Sie aber Ihr eigenes STB zusammenstellen, ist es entscheidend, dass Sie genau abwägen, was Sie täglich notieren sollten und was Ihnen persönlich helfen kann, langfristig mehr Stabilität zu erzielen. Ist es für Ihre Stimmung und Ihren Antrieb wichtiger, wann Sie abends ins Bett gehen, oder wie lange Sie insgesamt schlafen? Oder ist es für Ihre Balance wichtig zu dokumentieren, wieviel Stunden Sie täglich arbeiten? – Manche Betroffene haben inituitiv ein Gespür dafür, was eventuell gut für sie ist und was nicht, wobei wir nicht immer richtig damit liegen. Andere ziehen es vor, dies zunächst mit einem Therapeuten gemeinsam zu erarbeiten. Das ist Ihre Entscheidung.

6.2 Der Wochenplan

Im Stimmungstagebuch ist der Platz begrenzt. Alltag und Tagesablauf können nicht umfassend aufgeschrieben werden. Hier hat sich für Betroffene eine einfache Methode bewährt – ein weiterer Pfeiler ihres Selbstmanagements: der Wochenplan. Schauen Sie mal, wie Kathrin ihre Woche verbracht hat (s. Abb. auf den Seiten 118–119).

Kathrin, 38, war wegen einer Bipolar-II-Störung in Behandlung. Erst seit kurzem bekam sie Lamotrigin als Rezidivprophylaxe. Sie arbeitet seit langem im gehobenen Dienst einer Behörde. Sozial ist sie gut eingebunden und hat einige Freunde. Von ihrem langjährigen Partner hat sie sich vor einem halben Jahr getrennt. Ihre Bipolar-II-Störung verlief so, dass sie durchschnittlich zweimal pro Jahr schwere depressive Phasen durchlebte, die etwa einen Monat andauerten. Diesen gingen jeweils wochenlange Phasen mit gehobener Stimmung, gesteigerter Produktivität, wenig Schlaf und sehr viel Arbeit voraus – also hypomane Episoden. Zusätzlich berichtet sie aber immer von Zeiten – meistens zwei oder drei Tagen –, in denen sie nicht in die Gänge kommt, nichts unternimmt, sich zurückzieht und die Stimmung bergab geht. Sie sagt: »An diesen Tagen ist es mir sogar zu viel, mit meinem Hund spazieren zu gehen. Normalerweise würde ich ihn nie vernachlässigen. Dann bekomme ich deswegen auch noch Schuldgefühle.«

Eine große Hilfe beim Herausfinden, was das Problem sein könnte und welches die potentiellen Auslöser der kurzen depressiven Einbrüche sein könnten, war der Wochenplan, den Kathrin bereits einige Wochen kontinuierlich ausgefüllt hatte. Einen dieser Wochenpläne sehen Sie auf den folgenden Seiten abgedruckt. Das Muster erwies sich als relativ typisch für Kathrin. Auch im STB zeigte sich ein Muster. Im STB der entsprechenden Woche war bei Montag bis Donnerstag eine »0« eingetragen. Am Freitag stand eine –1, und das Befinden am Samstag und Sonntag hatte sie als deprimiert und lustlos mit –2 eingeschätzt.

Den Wochenplan verstehen. In Kathrins Wochenplan fällt auf, dass die Werktage relativ ähnlich verlaufen. Freitags ändert sich aber anscheinend etwas. Sie kommt früher von der Arbeit zurück und erledigt den Wochenendeinkauf. Abends trifft sie sich typischerweise mit Freunden. Im STB hatte Kathrin freitags angegeben, dass ihre Stimmung zwar noch relativ ausgeglichen ist, aber sie sich nicht so gut fühlt wie an den anderen Tagen. Samstags steht sie spät auf. Sie verbringt viel Zeit auf dem Sofa und vor dem Fernseher. Laut STB ist Kathrins Stimmung am Wochenende deutlich durch Niedergeschlagenheit und Antriebslosigkeit gekennzeichnet.

Auf diesen möglichen Zusammenhang zwischen Stimmung und Tagesstruktur kam Kathrin im Gespräch mit ihrer Therapeutin. Ihr fiel auf: Die Regelmäßigkeit der Werktage tut ihr gut. Sie hat abends das Gefühl, ihre Aufgaben angemessen erfüllt zu haben. Sie freut sich auf den abendlichen Spaziergang mit dem Hund, der ihr hilft abzuschalten. Kathrin sagt: »Ganz egal, was ich tue, nachdem ich Arki [= ihren Hund] rausgebracht habe, habe ich den Eindruck, das habe ich verdient. Selbst wenn ich nur auf dem Sofa herumhänge.« Am Wochenende hingegen steht sie spät auf; sie hat keine Lust aufzustehen, weil sie sowieso das Gefühl hat, mit sich und dem Tag nichts anfangen zu können. Sie wünscht sich, es wäre schon wieder Montag. Sie berichtet: »Je länger ich auf dem Sofa sitze und von einem Fernsehkanal in den anderen schalte, desto trübseliger werde ich. Es kommen mir Gedanken wie ›Keiner ruft mich an‹ oder ›Wieso bekomme ich nichts geregelt?‹. Ich will nur noch schlafen.« In Zusammenarbeit mit ihrer Therapeutin versuchte sie nun alternativ Folgendes: (1) Am Wochenende ebenfalls früher aufstehen. (2) Sich einen Plan machen, was sie tun könnte (z. B. in die Stadt oder ins Fitnessstudio gehen). Die Gespräche in der Therapie klärten außerdem, dass die depressiven Einbrüche an den Wochenenden erst nach ihrer Trennung von ihrem Partner auftraten. Vorher hatten ihr Partner und sie immer eine Art Routine für das Wochenende (Einkaufen, Freunde treffen, gemeinsam Kochen etc.). Mit der Trennung fiel diese typische Struktur weg.

Wochenplan: Vom 20. Februar bis 26. Februar

	Montag	Dienstag	Mittwoch	Donnerstag	Freitag	Samstag	Sonntag
< 6	6.00 Wecker/ Frühstück/Bad	6.00 Wecker/ Frühstück/Bad	6.00 Wecker/ Frühstück/Bad	6.00 Wecker/ Frühstück/Bad	6.00 Wecker/ Frühstück/Bad		
6-8	7.00 mit Hund raus 7.30 Auto → Arbeit	7.00 mit Hund raus 7.30 Auto → Arbeit	7.00 mit Hund raus 7.30 Auto → Arbeit	7.00 mit Hund raus 7.30 Auto → Arbeit	7.00 mit Hund raus 7.30 Auto → Arbeit		6.00 aufgewacht/ wieder eingeschlafen
8-9	Beginn Arbeit	Beginn Arbeit	Beginn Arbeit	Beginn Arbeit	Beginn Arbeit		
9-10							9.30 Hund weckt mich → muss raus
10-11						10.00 aufgewacht	Sofa/Fernsehen
11-12	Mittagspause	Mittagspause	Mittagspause	Mittagspause	Mittagspause	11.00 aufgestanden	Sofa/Fernsehen
12-13						Sofa/Fernsehen	Computer: versucht zu arbeiten
13-14						Sofa/Fernsehen 13.30 mit Hund raus	Sofa/Fernsehen

	Montag	Dienstag	Mittwoch	Donnerstag	Freitag	Samstag	Sonntag
14-15					14.00 nach Hause	Sofa/Fernsehen	Sofa/Fernsehen
15-16					Wochenend-einkauf	Sofa/Fernsehen	Sofa/Fernsehen
16-17	17.00 nach Hause	17.00 nach Hause	17.00 nach Hause	17.00 nach Hause	Wochenend-einkauf	Sofa/Fernsehen	Sofa/Fernsehen
17-18						Sofa/Fernsehen	Sofa/Fernsehen
18-19	18.00 Abendbrot	18.00 Abendbrot	18.00 Abendbrot	18.00 Abendbrot	18.00 Abendbrot 18.30 mit Hund raus	Sofa/Fernsehen Pizzaservice	Sofa/Fernsehen Pizzaservice
19-20	19.00 mit Hund raus	19.00 mit Hund raus	19.00 mit Hund raus	19.00 mit Hund raus	19.00 zu Freun-den	Sofa/Fernsehen	19.00 mit Hund raus
20-22	Fernsehen/Post durchsehen	Fernsehen 21.00 Buch lesen	Fitnessstudio 21.30 Fernsehen	Fernsehen		Sofa/Fernsehen 21.00 mit Hund raus	Sofa/Fernsehen/ eingeschlafen
› 22	23.30 ins Bett	23.30 ins Bett	23.30 ins Bett	23.30 ins Bett	2.30 ins Bett	21.30 ins Bett	22.30 Fernseher aus & ins Bett

Abbildung Der Wochenplan am Beispiel von Kathrin, 38 (nach Meyer & Hautzinger: Bipolare Störungen. Weinheim: Beltz, 2013)

! Sie denken, dass man nicht immer eine Struktur braucht und man am Wochenende doch tun oder lassen können sollte, was man will? Vielen Betroffenen hilft es sehr, sich eine gewisse Struktur aufzubauen – sie erleben das als stabilisierend. Oft ist uns selbst nicht bewusst, *wie* wir uns Gewohnheiten und Routinen schaffen, die uns gut tun und vieles erleichtern. Der Wochenplan hilft, das herauszufinden.

Wie nutze ich den Wochenplan?

Ähnlich wie beim Stimmungstagebuch wird der Wochenplan so richtig hilfreich, wenn man ihn regelmäßig ausfüllt. Stellen Sie den Wochenplan als festen Teil Ihres Lebens mit anderen Gewohnheiten gleich: Ihrem Abendessen, dem Zeitungslesen oder Zähneputzen. Manche ziehen es vor, die täglichen Eintragungen im Wochenplan abends alle auf einmal zu machen, während andere lieber möglichst zeitnah alles eintragen und deswegen den Wochenplan immer bei sich tragen. Wenn eine Aktivität sich über mehrere Stunden erstreckt (z. B. Beruf, Schulunterricht), können Sie entweder – wie Kathrin in der Woche – die Zeiten frei lassen. Sie können dies aber auch mit Wiederholungszeichen oder Gänsefüßchen für sich kennzeichnen oder – wie Kathrin am Wochenende – wiederholt bei den Uhrzeiten das Gleiche hineinschreiben (wie Kathrin »Sofa/Fernsehen«).

! Nutzen Sie das STB und den Wochenplan, und füllen Sie beide am besten zum gleichen Zeitpunkt aus – so machen Sie sich selbst zum Manager Ihrer Erkrankung: Sie lernen, Zusammenhänge zwischen dem, was Sie tun, und dem, wie es Ihnen geht oder wie Sie schlafen, zu erkennen. Nach einigen Wochen oder Monaten werden Sie deutliche Muster erkennen, und Sie können aktiv Ihr Leben steuern bzw. Entwicklungen gegensteuern.

Ein Beispiel: Wenn Sie feststellen, dass Sie im Vorfeld und zu Beginn manischer Episoden zunehmend mehr Zeit mit Arbeiten, Ausgehen oder Sport verbringen, dann können Sie in Ihrem Wochenplan aktiv beobachten, wie die einzelnen Tage immer voller mit Aktivitäten und Unternehmungen werden. Umgekehrt kann es sein, dass Ihnen auffällt, dass Sie im Vorfeld oder zu Beginn depressiver Phasen mehr und mehr Pflichten erledigen und zunehmend weniger Ausgleich in Ihrer Freizeit und in Ihrem Privatleben finden. Dann können Sie gegensteuern: mit konkreten Maßnahmen und Strategien, wie sie auch in den folgenden Kapiteln vorgestellt werden, oder mit einem Gespräch mit vertrauten Personen oder Fachleuten.

! Das Notieren des Tagesablaufs mit dem Wochenplan fällt vielen Betroffenen von Anfang an leichter als mit dem Stimmungstagebuch. Aber auch beim Wochenplan gilt: Nach einiger Zeit und mit etwas Übung wird es noch leichter und schneller gehen.

Erscheint Ihnen eine solche Struktur mit regelmäßigen Schlafens- und Aufstehzeiten, selbst am Wochenende, rigide und überzogen? Wenn Begriffe wie »Struktur« oder »stabiler Rhythmus« fallen, bekommen manche Betroffene das Gefühl, dass sie sich damit in ihrer Lebensqualität, ihrer Freiheit oder ihrer Spontaneität einschränken müssen. Dass ein solches Gefühl auftaucht, ist nachvollziehbar.

! Bei Menschen, die von bipolaren Störungen betroffen sind, liegt der Hebel zum Umschalten in eine positive Stabilität im Leben in der eigenen Hand: Um nicht in eine Spirale von extremen Schwankungen zwischen depressiven und manischen Phasen zu gelangen, ist die nebenwirkungsärmste »Pille« die, aktiv auf eine gewisse Struktur im eigenen Alltag zu achten.

Die Frage mag unbequem sein, aber wie viel Lebensqualität, Freiheit und Spontaneität bringen die möglichen Folgen einer fehlenden Struktur oder eines fehlenden Rhythmus für Sie mit sich? Es ist zu befürchten, dass es Sie viel mehr Kraft und Energie kostet, wieder etwas Struktur und Stabilität in Ihr Leben zu bringen, wenn die Depression oder die Manie da ist.

! Es ist völlig angemessen, traurig darüber zu sein, dass man über seine Krankheit das verloren hat, was »die anderen« zu haben scheinen: eine unbeschränkte Normalität. An diesem Punkt und bei diesem Thema finden Sie in einer Psychotherapie Unterstützung – als Betroffener ebenso wie als Angehöriger und Partner.

Susanne, 43, und ihr Therapeut hatten besprochen, dass sie morgens immer spätestens um 8 Uhr aufstehen sollte. Sie sollte dies auch tun, wenn sie keine Termine habe. Grund hierfür war, dass die Stimmung von Susanne laut ihrem STB bereits seit einigen Tagen zwischen –1 und –2 schwankte. Bei der nächsten Sitzung war ihre Stimmung dennoch deutlich depressiver. Susanne sagte: »Wissen Sie, einerseits merkte ich, dass wenn ich morgens um 8 Uhr aufstand, direkt ins Bad ging und mich anzog, es mir etwas besser ging, als wenn ich im Bett liegen blieb und mich hin und her wälzte. Aber manchmal fehlte mir die Kraft zum Aufstehen, und ich dachte, das hat alles sowieso keinen Sinn.« Auch das spiegelte sich im STB wider – an den Tagen, an denen Susanne früher aufgestanden war, war ihre Stimmung besser als an den anderen Tagen. Susanne brachte es Wochen später auf den Punkt: »Ich sträube mich innerlich immer noch gegen ›Struktur‹. Irgendwie scheine ich sie aber zu brauchen. Und sie scheint mir auch zu helfen. Vielleicht können wir hier [= in der Therapie] einen Weg finden, dass ich mehr Struktur in meinem Leben habe und mich trotzdem frei fühle.«

Wie machen es andere? Lebensqualität, Freiheit und Spontaneität einerseits und Struktur im Alltag und ein stabiler Rhythmus andererseits müssen sich nicht gegenseitig ausschließen, sondern können sich sehr wohl vereinbaren lassen. Wie machen das andere? Patienten mit Diabetes müssen auf ihren Blutzucker achten und ihre Ernährung entsprechend ständig beobachten. Dialysepatienten müssen regelmäßig an ein Dialysegerät angeschlossen werden. Aber das Beachten dieser Regeln erlaubt ihnen, sich körperlich besser zu fühlen and am normalen Leben teilzuhaben. Das Leben von Eltern dreht sich stark um den Alltag ihrer Kinder (z.B. Kindergarten, Schule, Klavierunterricht, Fußballtraining), aber die meisten Eltern würden ganz klar sagen, wie bereichernd und schön es ist, Kinder zu haben. Leistungssportler müssen regelmäßig trainieren und auf ihre Ernährung achten, aber die meisten lieben ihren Sport und werden für ihre Mühen auch hin und wieder mit Erfolg und Siegen belohnt.

Und jetzt Sie: Auch wenn die Frage ungewohnt erscheinen mag: Fragen Sie sich einmal, ob es auch in Ihrem Leben Aspekte gibt, bei denen eine gewisse Struktur im Alltag und ein stabiler Rhythmus erst ermöglichen, Ihre Lebensqualität, Ihre Freiheit und Spontaneität auszuleben?

Einfluss auf die Struktur des Alltags nehmen. Manchen Menschen fällt es relativ leicht, ihren Alltag zu strukturieren und einen gewissen Rhythmus aufrechtzuerhalten. Anderen fällt das schwerer. Sie wissen evtl. aus eigener Erfahrung, dass es eine Herausforderung darstellen kann, Änderungen im eigenen Leben umzusetzen. Denken Sie nur einmal an die vielen guten Vorsätze, die Sie oder andere sich für das neue Jahr vorgenommen haben. Oft scheitert es an der Umsetzung. Ähnliche Probleme mit der Umsetzung von Verhaltensänderungen können auch auftreten, wenn es um die eigene psychische Gesundheit geht – und spätestens dann kann ein Therapeut Ihnen dabei behilflich sein, mit Ihnen gemeinsam einen Plan zu erarbeiten. Er kann helfen, im Vorfeld mögliche Hindernisse auf Ihrem Weg zu identifizieren und Lösungsmöglichkeiten zu finden, um solche Hindernisse aus dem Weg zu räumen. (Welche Schritte notwendig sind, um eine entsprechende Psychotherapie von der Krankenkasse bezahlt zu bekommen, worauf Sie dabei achten sollten, s. Abschn. 4.5)

Matthias, 38, sagt über seine Therapie: »Zuerst hatte ich große Zweifel, was eine Psychotherapie bei mir bringen sollte. So skeptisch ich anfangs auch war – ich habe viel gelernt, über meine Erkrankung und mich. Ich lernte, wo und wann ich mir selbst im Wege stehe und was ich dagegen tun kann.« Ellen, 50, sagte: »Ich dachte, er [= der Therapeut] wolle mir meine Highlights kappen, mich mit Medikamenten und den Gesprächen auf ein Mittelmaß einstellen, das ich fürchterlich langweilig fand. In der Therapie fand ich heraus, dass meine geliebten Hochs nur zum Preis langer Depressionen zu bekommen waren. Mit Hilfe der Therapie fand ich einen Weg, mit dem ich leben kann. Woran ich den Erfolg am meisten merke, ist, dass mein Partner und ich wieder besser miteinander auskommen und es seltener zu Konflikten kommt.«

Die Nummer 1 im Wochenplan: den Schlaf planen. Wie Sie wissen, kommt dem Schlaf für die Stimmung eine große Bedeutung zu – und so ist für viele Betroffene der erste und wichtigste Schritt in ihrem Selbstmanagement, auf ihren Schlaf zu achten: Für viele Betroffene erweist es sich als sehr stabilisierend, möglichst zu regelmäßigen Zeiten ins Bett zu gehen, möglichst immer zur gleichen Zeit aufzustehen und auch an den Wochenenden zu versuchen, nicht aus dem Rhythmus zu kommen.

Vielleicht sind Sie jemand, der lieber lang schlafen oder an Wochenenden ohne Wecker ausschlafen würde. Verhandeln Sie einen Kompromiss mit sich selbst: Normalerweise stehen Sie z. B. unter der Woche um 6:30 Uhr auf. Gönnen Sie sich dann z. B., am Samstag und Sonntag bis 8 Uhr zu schlafen. Stellen Sie sich den Wecker, und stehen Sie dann auf jeden Fall auf.

Es wird Tage geben, an denen Sie später oder früher ins Bett gehen oder aufstehen werden. Das kann passieren, wenn Sie beruflich oder privat unterwegs sind, weil bestimmte Termine anstehen oder weil Sie zu einer Party oder Feier eingeladen sind. Vielleicht treffen Sie sich mit Freunden, gehen ins Kino oder Theater. Was dabei wichtig ist: Auf manche dieser Situationen haben Sie Einfluss, auf andere nicht. Wenn Sie ins Kino gehen, haben Sie Einfluss darauf, ob Sie in die frühere oder spätere Vorstellung gehen. Wenn Sie auf eine Party, in eine Bar oder Diskothek gehen, ist es ähnlich – Sie können selbst entscheiden, wie spät es wird. Wenn Sie hingegen jemanden zum Bahnhof oder Flughafen bringen, liegt es nicht wirklich in Ihrer Hand, wann das sein wird. Außer Sie sagen Nein.

> **!** Wenn sich aus irgendwelchen Gründen Ihr Schlafrhythmus verschieben sollte, kann es Ihnen sehr gut tun, möglichst schnell – am besten in der folgenden Nacht – zu Ihrem gewohnten Schlafrhythmus zurückzukehren. Betroffene mit bipolaren Störungen reagieren unterschiedlich stark auf einmalige Änderungen im Schlafrhythmus. Deswegen besteht jedoch kein Grund zur ▶

Sorge. In den meisten Fällen passiert nichts. Achten Sie dennoch auf Gleichmäßigkeit.

Den gewohnten Schlafrhythmus einhalten. Manchmal sind Sie vielleicht mit Situationen konfrontiert, die alles auf den Kopf stellen können oder es sehr schwierig erscheinen lassen, einen geregelten Alltag beizubehalten. Beispiel: Arbeitslosigkeit. Vielleicht wären Sie in dieser Situation versucht, allem seinen Lauf zu lassen, sei es, weil Sie deprimiert sind oder weil Sie zu sich sagen: »Jetzt kann ich ja; ich muss ja nicht aufstehen und zu einer bestimmten Zeit bei der Arbeit sein.« Das bedeutet, dass Sie sich z. B. doch den Spätfilm im Fernsehen anschauen, länger als sonst in der Bar bleiben, mitten in der Nacht im Internet surfen oder E-Mails schreiben oder morgens einfach den Wecker ausschalten. Oder ein anderes Beispiel: veränderte Arbeitszeiten. Schichtdienste, v. a. ein ständiger Wechsel von Tag- und Nachtdiensten, sind Arbeitsbedingungen, von denen jeder Arzt und Psychologe Ihnen bei Vorliegen einer bipolaren Störung dringend abraten würde. Wenn es sich nicht um Schichtdienst handelt, sondern sich lediglich Ihre Arbeitszeiten durch einen neuen Arbeitsplatz oder durch Veränderung Ihres Aufgabenfelds ändern werden, dann achten Sie darauf, sich dem langsam anzupassen. Verschieben Sie Ihre Zubettgeh- und Aufstehzeiten z. B. in 30-Minuten-Schritten rechtzeitig vor Antritt der neuen Stelle. Ähnlich können Sie sich im Vorfeld auch darauf vorbereiten, falls Sie über mehrere Zeitzonen hinweg reisen, z. B. in die USA oder nach Thailand. Unabhängig davon, um welche Umstände es sich handelt, versuchen Sie, Ihren Rhythmus und Ihre Struktur aufrechtzuerhalten. Damit tun Sie sehr viel, um ein Kippen Ihrer Stimmung ins Depressive oder Maniforme zu verhindern.

Hilfreiche Tipps für einen guten Schlafrhythmus

- Versuchen Sie, zu regelmäßigen Zeiten zu Bett zu gehen und aufzustehen.
- Vermeiden Sie möglichst am späten Nachmittag oder abends Koffein! Achtung: Koffein ist nicht nur in Kaffee, sondern auch

in vielen anderen Produkten enthalten (z. B. Cola, Schwarz- und Grüntee, manche Schokoladesorten, Medikamente, Energydrinks).

- Alkohol und viele andere Drogen beeinträchtigen den Schlaf, selbst wenn sie zu Beginn müde machen!
- Nickerchen sind keine Dauerlösung – im Notfall können Sie einen Kurzschlaf zum Aufholen von Schlafdefiziten einlegen, allerdings max. 30 Minuten!
- Finden Sie heraus, ob Ihnen sportliche Aktivitäten, Gymnastik oder Spaziergänge vor dem Schlafengehen gut tun. Manchen Betroffenen hilft Sport, sich anschließend zu entspannen, während bei anderen solche körperlichen Anstrengungen aufputschend wirken.
- Setzen Sie Entspannungstechniken oder Meditation ein. Es gibt verschiedene Methoden – Sie werden Ihre Lieblingsmethode finden.
- Versuchen Sie, Stress aus Ihrem Schlafzimmer herauszuhalten! Beispiele: Diskutieren oder streiten Sie nicht im Bett. Machen Sie die Planung für morgen nicht im Bett. Erledigen Sie keine Büroarbeit im Bett.
- Nutzen Sie Ihr Bett möglichst nur zum Schlafen und ggf. für Sex. Nicht für alle, aber für viele Personen erweist es sich als schlafhinderlich, im Bett zu lesen, fernzusehen, zu essen oder zu grübeln.
- Geben Sie sich vor dem Zubettgehen Zeit, geistig und körperlich »herunterzuschalten«. Wenn Ihr Körper oder Kopf auf Hochtouren läuft, ist es schwierig einzuschlafen. Nutzen Sie, was immer Ihnen helfen könnte oder bislang geholfen hat, um sich zu entspannen, abzuschalten oder ruhiger zu werden.
- Auch wenn Schlafmittel keine dauerhafte Lösung sind, so können sie Ihnen vorübergehend helfen und Ihren Zustand stabilisieren. Sprechen Sie darüber mit Ihrem Arzt.

Wenn Sie nicht wissen, ob etwas, das Sie tun, sich möglicherweise störend auf Ihr Einschlafen auswirkt, probieren Sie Folgendes: Machen Sie es einige Nächte wie gewohnt und ein paar Nächte anders. Schreiben Sie auf, was Sie genau gemacht haben, wann Sie eingeschlafen sind und wie Sie geschlafen haben (das können Sie z. B. im STB notieren). Vielleicht zeigen sich Muster, oder Sie finden etwas Überraschendes heraus.

Rainer, 49, hatte die Gewohnheit, im Bett immer ein paar Seiten zu lesen. Er war davon überzeugt, dass ihm das beim Einschlafen helfe. Über einige Wochen protokollierte er auf Anregung seines Therapeuten, was und wie lange er gelesen hatte und wie sein Schlaf war. Die Absprache war außerdem, dass er pro Woche an drei Abenden *nicht* im Bett lesen würde. Was sich herausstellte: Anfangs machte das Nichtlesen im Bett das Einschlafen schwieriger. Dies änderte sich jedoch nach einiger Zeit. Allerdings wirkte sich ein spannender Roman ebenfalls negativ auf das Einschlafen aus; es fiel Rainer schwer, das Buch beiseite zu legen und nach Ausschalten der Nachttischlampe innerlich abzuschalten.

Der Wochenplan für Fortgeschrittene

Bislang haben wir den Wochenplan mehr als »diagnostisches Instrument« besprochen, das Ihnen hilft, Zusammenhänge und Muster in Ihrem Alltag zu erkennen. Mit seiner Hilfe können Sie prüfen, wie stabil Ihr alltäglicher Rhythmus ist. Anstatt den Wochenplan ausschließlich zur Dokumentation zu benutzen, was am heutigen Tag passiert ist, können Sie ihn auch benutzen, um den morgigen Tag oder die ganze Woche zu planen. Sie können feststehende Termine, regelmäßige Aktivitäten (z. B. Fitnessstudio, Fußballverein etc.) und Verabredungen eintragen. Sie sehen dann auf einen Blick, wie sehr die Tage bereits verplant sind und ob Sie neben den Pflichten und dem »Müssen« auch Zeit für angenehme Aktivitäten, Freizeit und Erholung eingeplant haben.

Wenn Sie den Wochenplan zur Dokumentation *und* zur Planung der Tage benutzen möchten, empfiehlt es sich, die Spalten für jeden Tag zu teilen: Links schreiben Sie hinein, was Sie für den nächsten Tag geplant haben (z. B. Aufstehen um 6 Uhr, Arbeit von 8–16:30 Uhr, 17 Uhr in die Stadt gehen, 19 Uhr Tanzkurs). Rechts schreiben Sie abends hinein, was Sie davon tatsächlich gemacht haben. Ein Auszug aus Philipps Wochenplan soll dies verdeutlichen (s. Abb. auf der folgenden Seite).

Wochenplan: Vom 4. Juni bis (10. Juni)

	Montag		Dienstag		Mittwoch	
‹ 6						
6-8	6.30 Wecker 7.00 Schwimmen	6.30 Wecker 7.00 Schwimmen ++	6.30 Wecker 7.00 Schwimmen	7.30 Aufgewacht –	6.30 Wecker 7.00 Schwimmen	
8-9	8.00 Frühstück	8.00 Frühstück +	8.00 Frühstück	–	8.00 Frühstück	8.30 verschlafen – –
9-10	9-11 Seminar (Uni)	9-11 Seminar ∅	Uni-Bibliothek		9-11 Seminar (Uni)	9-11 Seminar –
10-11			Uni-Bibliothek	Uni-Bibliothek –		
11-12	Uni-Bibliothek	Uni-Bibliohek +	Uni-Bibliothek	Uni-Bibliothek ∅	Uni-Bibliothek	Uni-Bibliothek ∅
12-13	Mensa	Mensa ∅	Mensa	Mensa ∅	Mensa	Mensa ∅
13-14	Uni-Bibliothek	Cafeteria +/–	Uni-Bibliothek	Nach Hause: im Internet gesurft ∅	Uni-Bibliothek	Nach Hause: im Internet gesurft ∅/–
14-15	14-16 Seminar (Uni)	14-16 Seminar ∅	Uni-Bibliothek	Fernsehen –	Uni-Bibliothek	Stundenlang telefoniert ∅/ +
15-16			Uni-Bibliothek	Aufgeräumt –/+	Uni-Bibliothek	

▼

	Montag		Dienstag		Mittwoch	
16-17	16-18 Seminar (Uni)	16-18 Seminar ∅	16-18 Seminar (Uni)	16-18 Seminar ∅	Uni-Bibliothek	
17-18					Uni-Bibliothek	Auf Bett eingeschlafen –
18-19	18.00 Einkaufen 18.30 Treffen Lerngruppe	18.30 Einkaufen Erst 19.00 in der Lerngruppe +		Nickerchen –	18.30 Treffen Lerngruppe	18.30 Treffen Lerngruppe ∅
19-20						
20-22	Evtl. Fernsehen	21.30 Fernsehen +	Freunde treffen (etwas trinken gehen)	Zu erschçpft, um auszugehen; Fernsehen – –		22.00 Ende Lerngruppe ∅
› 22	23.00 ins Bett	23.00 ins Bett ++	23.00 ins Bett	0.00 ins Bett –	23.00 ins Bett	0.00 ins Bett ∅

Abbildung Eine Variante des Wochenplans am Beispiel von Philipp, 23, Student, Diagnose Bipolar I. Er stand kurz vor seinen Zwischenprüfungen und benutzte den Wochenplan nicht nur zur Protokollierung dessen, was er tatsächlich gemacht hatte, sondern auch zur Planung. In Blau trug er links ein, was er vorhatte. Rechts notierte er, was er wirklich gemacht hat. Zur besseren Lesbarkeit sind nur die Tage Montag bis Mittwoch abgebildet. Stimmung: – – = sehr unzufrieden/sehr schlecht/sehr unangenehm; – = unzufrieden/nicht so gut; Ø = durchschnittlich; + = zufrieden/gut; ++ = sehr zufrieden/sehr gut/sehr angenehm (nach Meyer & Hautzinger: Bipolare Störungen. Weinheim: Beltz, 2013)

Und jetzt Sie: Wenn Sie möchten, füllen Sie für sich selbst einmal den Wochenplan aus. Testen Sie für sich, ob Sie lieber nur eine Spalte pro Tag benutzen und dann vielleicht Planung und Dokumentation auf zwei separate Wochenpläne eintragen wollen, oder ob Sie (wie Philipp) lieber pro Tag zwei Spalten im direkten Vergleich nebeneinander stellen wollen. Welche Termine notieren Sie? Bei welchen Eintragungen müssten Sie noch etwas nachdenken?

Bei Philipps Wochenplan fällt Folgendes auf: Wenn er (wie am Montag) das gemacht hat, was er sich vorgenommen hatte, dann ging es ihm besser, als wenn er von seiner Planung abwich. Denken Sie jetzt: Durch das Aufschreiben der Pläne wird man die ganze Zeit damit konfrontiert, was man alles doch nicht gemacht hat? Damit haben Sie ein Stück weit Recht. Andererseits stellt man fest, dass viele Menschen solche Pläne machen, auch ohne sie aufzuschreiben. Wir messen uns an diesen inneren Plänen. Der kleine Unterschied, der oft viel ausmacht: Wenn wir nicht schwarz auf weiß alles vor uns sehen, fällt es uns sehr schwer einzuschätzen, ob unsere Ziele und Pläne für den jeweiligen Tag zu hoch gesetzt oder ob sie realistisch waren. Wir haben nicht mehr im Blick, ob wir zusätzlich zu den Pflichten – dem »Sollen« und »Müssen« – auch Freizeit, angenehme Aktivitäten und Erholung als Ausgleich eingeplant (oder übersehen) haben. Welche Lösungen gibt es? Fragen Sie sich:

- Habe ich alle regulären Verpflichtungen hinreichend berücksichtigt (z. B. Arbeit)?
- Habe ich alle zusätzlichen Aufgaben eingeplant (z. B. Hausarbeit, Rechnungen bezahlen, Behördengänge, Elternabend in der Schule)?
- Habe ich regelmäßige Termine berücksichtigt (z. B. Arzttermine, Tanzkurs)?
- Habe ich Pufferzeiten für unvorhergesehene Termine oder Aufgaben eingeplant?
- Habe ich zur Erledigung der einzelnen Dinge genug Zeit eingeplant?
- Habe ich Zeit für Freizeitaktivitäten und Hobbys berücksichtigt?

- Habe ich mir auch angenehme Aktivitäten vorgenommen?
- Habe ich Erholungs- und Ruhephasen eingeplant?
- Habe ich Zeit für Freunde und andere für mich wichtige Personen reserviert?
- Dominieren in der Planung Pflichten und Arbeit?
- Habe ich das Ausmaß an Aktivitäten realistisch eingeschätzt?
- Habe ich mir zu viel vorgenommen?

In Philipps Fall war die Lösung folgende: Wie viel Zeit musste er subjektiv täglich mindestens in die Prüfungsvorbereitung investieren, um mit sich zufrieden sein zu können? Da es ihm leichter zu fallen schien, morgens sein Pensum abzuarbeiten, legte er diese Zeiten auf vormittags. Angesichts der bevorstehenden Prüfungen erschien es ratsamer, Zeit für seine Prüfungsvorbereitung zu reservieren. Außerdem wollte er darauf achten, jeden Tag etwas Schönes einzuplanen. Philipps neuen Wochenplan sehen Sie auf den Seiten 132–133 abgedruckt. Seine Stimmung war jetzt im Durchschnitt deutlich besser, denn er erlebte häufiger, dass er das für den jeweiligen Tag gesetzte Ziel erreicht hatte. Dadurch, dass er weniger geplant hatte, hatte er hinreichend Puffer für andere Tätigkeiten und nutzte diese Zeit z. T. auch fürs Lernen.

! Nutzen Sie für sich den Wochenplan, um mehr Struktur und Stabilität in Ihrem Alltag zu erreichen. Sie werden erleben, dass Sie gleichzeitig mehr Lebensqualität und Zufriedenheit für sich gewinnen!

Wochenplan: Vom 20. Februar **bis** 26. Februar

	Montag		**Dienstag**		**Mittwoch**	
‹ 6						
6-8	6.30 Wecker 7.00 Schwimmen	6.30 Wecker 7.00 Schwimmen + +	6.30 Wecker	6.30 Aufgewacht +	6.30 Wecker 7.00 Schwimmen	6.30 Wecker 7.00 Schwimmen + +
8-9	8.00 Frühstück	8.00 Frühstück +	8.00 Frühstück	8.00 Frühstück +	8.00 Frühstück	8.00 Frühstück
9-10	Uni-Bibliothek	9.30 Uni-Biblio-thek ∅	Uni-Bibliothek	9.30 Uni-Biblio-thek ∅	Uni-Bibliothek	9.30 Uni-Biblio-thek ∅
10-11	Uni-Bibliothek	Uni-Bibliohek +	Uni-Bibliothek	Uni-Bibliohek +	Uni-Bibliothek	Uni-Bibliohek +
11-12	Uni-Bibliothek	Uni-Bibliohek +	Uni-Bibliothek	Uni-Bibliohek ++	Uni-Bibliothek	Uni-Bibliohek +
12-13	Mensa	Mensa +	Mensa	Mensa +	Mensa	Mensa +
13-14		Cafeteria +		Cafeteria +		Cafeteria +
14-15	14-16 Seminar (Uni)	14-16 Seminar +		Nach Hause: im Internet gesurft +	Einkaufen gehen?	Einkaufen gegan-gen (CD gekauft) +
15-16						

▼

	Montag		Dienstag		Mittwoch	
16-17		Stadt gegangen +	16-18 Seminar (Uni)	16-18 Seminar ∅		16.00 etwas für die Lerngruppe vorbereitet ∅
17-18		Cafeteria (mit Kommilitonin) +				
18-19	18.00 Einkaufen 18.30 Treffen Lerngruppe	18.00 Einkaufen 18.30 Treffen Lerngruppe ∅		Uni-Bibliohek +	18.30 Treffen Lerngruppe	18.30 Treffen Lerngruppe ∅
19-20				Zu Hause: Duschen ∅		
20-22	Evtl. mit Lern-gruppe ausgehen	Mit Lerngruppe ausgegangen +	Kino mit Freunden	Kino +		TV: Spielfilm +
› 22	23.00 ins Bett	23.00 ins Bett ++	23.00 ins Bett	23.00 ins Bett +	23.00 ins Bett	22.30 ins Bett +

Abbildung Philipps neuer Wochenplan. Stimmung: – – = sehr unzufrieden/sehr schlecht/sehr unangenehm; – = unzufrieden/nicht so gut; Ø = durchschnittlich; + = zufrieden/gut; ++ = sehr zufrieden/sehr gut/sehr angenehm (nach Meyer & Hautzinger: Bipolare Störungen. Weinheim: Beltz, 2013)

7 Wenn ich depressiv werde …

7.1 Was sind bei mir die ersten Anzeichen einer Depression?

Wenn Ihre Diagnose Bipolar II lautet, werden Sie sehr wahrscheinlich nicht die Hypomanien, sondern die depressiven Episoden als das zentrale Problem sehen. Sie werden das Gefühl haben, dass die depressiven Phasen viel häufiger und stärker Ihr Leben bestimmen oder Sie im Alltag viel mehr mit Depressivität, Niedergeschlagenheit oder Antriebslosigkeit kämpfen. Liegen bei Ihnen gemischte Symptome vor, so kennen Sie den Mix von depressiv und manisch. Vielleicht gehören Sie aber auch zu den Betroffenen, die primär Manien haben. Aus zahlreichen Untersuchungen wissen wir inzwischen, dass viele Betroffene zwischen den Krankheitsepisoden oft unter leichten depressiven Symptomen leiden. Die große Herausforderung im Alltag ist deswegen für viele der Umgang mit der Depressivität. Deswegen ist das Ziel dieses Kapitels, Ihnen Strategien zur Verfügung zu stellen, erste Anzeichen von Depressionen zu erkennen und mit ihnen umzugehen.

Der Teufelskreis der Depression. Depressive Symptome scheinen weitere depressive Symptome wie ein Magnet anzuziehen. Wenn Sie niedergeschlagen, deprimiert, freud- oder lustlos sind, werden Sie sich schnell auch kraftloser und müder fühlen. Es werden Ihnen wahrscheinlich zusätzlich typische negative und ungünstige Gedanken kommen: »Ich schaffe das alles nicht mehr.« »Ich kann nicht mehr.« »Es wird sich nie mehr etwas an meiner Situation ändern.« Dies kann sich negativ auf Ihre bereits niedergeschlagene Stimmung auswirken. Sie werden wahrscheinlich noch weniger Energie, Kraft und Interesse verspüren. Die Gedanken werden immer düsterer und schwärzer. Dies ist der Teufelskreis der Depression, der sich wie in einer Spirale immer mehr nach unten schrauben kann. Je früher Sie in den Teufelskreis eingreifen und versuchen, ihn zu unterbrechen, umso eher können Sie das Abrutschen in eine Depression verhindern.

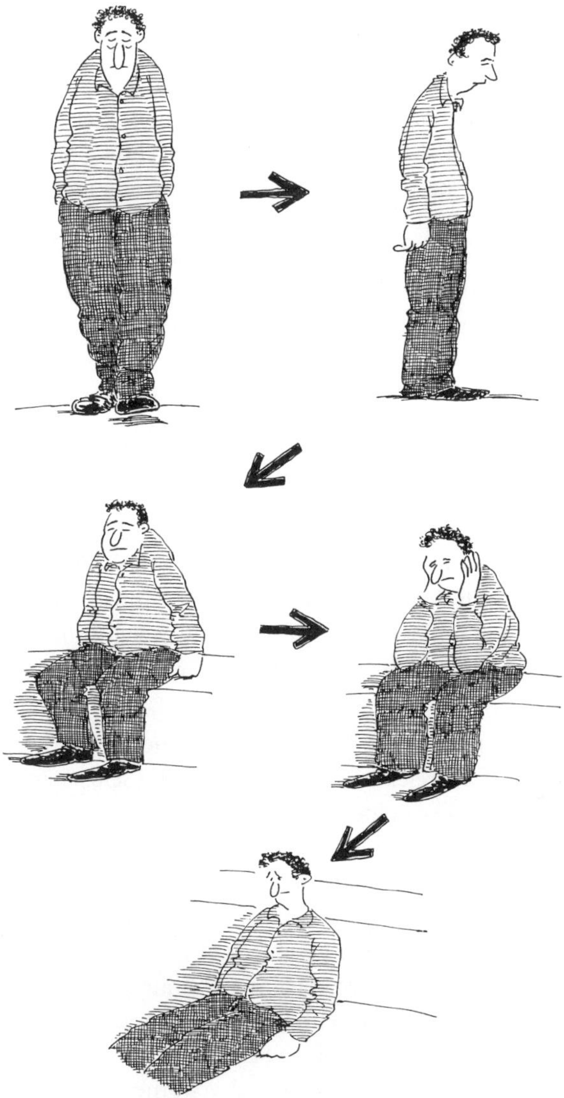

Wenn es Ihnen oder Ihrem Angehörigen aktuell nicht gut geht, Sie das Gefühl oder die Befürchtung haben, dass die Antriebs- oder Interesselosigkeit zu stark ist oder Gefühle wie Niedergeschlagenheit oder Hoffnungslosigkeit im Vordergrund stehen, ist es oft eine

Überforderung und zu hohe Erwartung an sich oder den Betroffenen, allein (ohne professionelle Hilfe) damit fertig zu werden. Viele scheuen sich, mit ihrem Arzt über »solche Dinge« zu sprechen oder einen Facharzt für Psychiatrie und Neurologie oder einen Psychologen aufzusuchen. Manche Betroffene berichten, dass ihnen folgende Gedanken kommen: »Andere lassen sich nicht so gehen.« »Andere schaffen es doch auch ohne [= Medikamente oder Psychologen].« »Ich bin doch nicht verrückt oder geisteskrank.« Leider helfen solche Gedanken nicht, sondern sie verhindern, dass man das tut, was ratsam und hilfreich wäre: sich professionelle Unterstützung zu holen.

Beginn einer depressiven Episode oder einfach nur ein schlechter Tag? Das Stimmungstagebuch wird Ihnen dabei helfen, diese Frage zu beantworten. Würden Sie heute maximal eine –2 ankreuzen? Gab es in letzter Zeit häufiger Tage, an denen Sie eine –1 angekreuzt haben? Verschob sich das Muster in Richtung –1 oder –2? Ist es nur heute, dass Sie eine –1 ankreuzen? Je früher Sie selbst etwas unternehmen und hilfreiche Strategien einsetzen, umso leichter wird es Ihnen fallen, mit aufkommenden depressiven Symptomen umzugehen – Sie können vorbeugen, bevor sich Ihr Befinden verschlechtert.

! Es kann sein, dass die Anleitungen, die Sie hier finden, nicht in jedem Fall ausreichen, um das alles völlig selbstständig umzusetzen und sich vor einer neuen depressiven Phase zu schützen. Fehlen Informationen oder müssen ganz bestimmte Umstände berücksichtigt werden, die gerade in Ihrem Fall oder bei Ihrem Angehörigen von Bedeutung wären? Fehlt etwas, damit Sie das anwenden können, was hier geschrieben steht? Oft braucht es Zeit und Übung, solche Selbstmanagement-Strategien einzusetzen – das kann frustrierend oder entmutigend sein. Deswegen ist es gelegentlich sehr sinnvoll, solche Strategien oder mögliche Umsetzungsschwierigkeiten mit einem Psychotherapeuten zu besprechen und zu üben. Holen Sie sich Unterstützung!

Einige Betroffene erleben den Beginn von depressiven Episoden als plötzlich. Die meisten hingegen haben das Gefühl, dass sich die

Depression ganz allmählich und schleichend aufbaut. Es kann deswegen sein, dass Sie und Ihre Angehörigen sich in der Vergangenheit oft gar nicht bewusst waren, was passierte, oder dass Sie nicht sicher waren, ob es sich nur um einen schlechten Tag, eine vorübergehende Reaktion auf eine bestimmte Situation oder eine Depression handelte. Nutzen Sie das Stimmungstagebuch und den Wochenplan – beide werden Ihnen helfen, in Zukunft auch kleinere Veränderungen in Ihrer Stimmung und in Ihrem Antrieb zu bemerken.

Ein wichtiger Schritt: Frühwarnsymptome erkennen. Sie können lernen, Ihre persönlichen Frühwarnsymptome für Depressionen zu identifizieren – denken Sie dazu an die Zeit, die Ihren depressiven Phasen in der Vergangenheit jeweils vorausging. Nehmen Sie sich hierfür ausreichend Zeit.

Und jetzt Sie: Stellen Sie sich folgende Fragen, und machen Sie sich auf einem separaten Blatt Notizen:

- Welche Eigenschaftswörter würden Ihre Stimmung zu Beginn und im Vorfeld depressiver Episoden beschreiben? (Beispiele: traurig, angespannt, nervös, gereizt, niedergeschlagen, leer, kraftlos, mutlos)
- Welche Verhaltensweisen treten zu Beginn und im Vorfeld Ihrer depressiven Episoden auf? Gibt es bestimmte Dinge, die Sie dann mehr tun oder weniger tun? Gibt es bestimmte Verhaltensweisen, die dann erst auftreten? (Beispiele: Ich sage Verabredungen ab, ich mache Mittagsschläfchen, schlafe mehr, kann morgens nicht aufstehen, trinke ungeduscht/unrasiert meinen Kaffee, treffe weniger Verabredungen, esse mehr Schokolade, trinke mehr Alkohol, lasse meine Post ungeöffnet.)
- Welche Gedanken kommen Ihnen zu Beginn und im Vorfeld depressiver Episoden? Wie erleben Sie sich dann? (Beispiele: Meine Bewegungen und meine Sprache scheinen verlangsamt, alles erscheint grau und farblos, mein Denken erscheint blockiert oder langsamer, Schuldgefühle, »Ich tauge nichts«, »Ich habe wie immer versagt«, »Ich habe keine Kraft mehr«, »Es

wird mir alles zu viel«, »Warum passiert so etwas immer mir?«, »Warum schaffe ich das nicht?«, »Warum sind die anderen immer besser und können mehr als ich?«, »Was soll nur aus mir [oder meinen Kindern …] werden?«)

Es kann sein, dass andere (z. B. Ihr Partner) ganz andere Anzeichen für eine aufkommende Depression wahrnehmen – Anzeichen, die wiederum Sie gar nicht bemerken. Für Peter, 46, Bipolar II, stand z. B. zu Beginn von depressiven Phasen im Vordergrund, dass er morgens einen Widerwillen verspürte, aufzustehen und zur Arbeit zu gehen. Außerdem kamen ihm Zweifel, ob er in seinem Leben alles richtig gemacht habe, was er sonst nicht von sich kannte. Seine Frau Sandra, 45, hingegen bemerkte dies nie. Ihr fiel als Erstes auf, dass er morgens seine Zeitung nicht mehr richtig las und nicht mehr von sich aus und spontan im Haushalt Aufgaben erledigte (z. B. den Müll rausbrachte). Peter wiederum hatte diesen Zusammenhang vorher nie gesehen. Warum? Er half immer noch im Haushalt, hatte aber nicht bemerkt, dass er dies zu Beginn von Depressionen erst nach Aufforderung seiner Frau tat.

! Eine Liste möglicher Frühwarnsymptome sehen Sie abgedruckt. Einige Beispiele sind dort bereits aufgeführt. Viel wichtiger ist jedoch, dass Sie die Warnsymptome, die Sie selbst für sich – vielleicht mit Unterstützung Ihrer Angehörigen oder Partner – finden, dort eintragen. Sie können die Liste auch jederzeit benutzen, um zu prüfen, ob aktuell Anzeichen für eine beginnende Depression vorhanden sind. Sie finden die Liste auch bei den Download-Materialien zum Ausdrucken.

Paula, 32, hatte sich über die Zeit eine Liste von 25 möglichen Warnsymptomen zusammengestellt. Als die nächste Depression kam, erkannte sie sie dennoch nicht rechtzeitig und benötigte zusätzlich zum Valproat noch vorübergehend ein Antidepressivum. Sie fand für sich eine interessante Strategie, damit ihr das möglichst nicht noch einmal passierte: Sie setzte sich einen persönlichen

Liste depressiver Frühwarnsymptome

Anleitung: Machen Sie einen Haken (z.B. »√«), wenn Sie ein Verhalten von sich kennen, das kennzeichnend für eine sich anbahnende depressive Episode sein könnte, Tragen Sie solche Anzeichen, die Sie für sich selbst erkannt haben, unten in die freien Zeilen ein. Ergänzen oder überarbeiten Sie die Liste bei Bedarf. Überlegen Sie, ob Sie solche Anzeichen von sich kennen oder andere Ihnen solche Dinge berichtet haben. Nutzen Sie die Spalte »Heute?«, um für sich ggf. jederzeit kontrollieren zu können, ob und welche Frühwarnsymptome gerade vorliegen (nach Meyer & Hautzinger: Bipolare Störungen. Weinheim: Beltz, 2013).

	Heute? Datum: ________
☐ Ich sage Verabredungen ab.	☐
☐ Ich frage mich immer wieder nach dem Sinn dessen, was ich tat oder tue.	☐
☐ Ich will meine Ruhe haben.	☐
☐ Mir ist es weniger wichtig, wie ich aussehe.	☐
☐ Alles ist irgendwie anstrengender.	☐
☐ Ich schlafe mehr als normalerweise.	☐
☐ Telefonieren mit Freunden erscheint als eine Last.	☐
☐ Viele Dinge sind mir plötzlich gleichgültiger oder weniger wichtig.	☐
☐ Worüber andere reden, kommt mir so banal und unwichtig vor.	☐
☐ Abends bin ich froh, dass der Tag endlich vorbei ist.	☐
☐ Ich interessiere mich nicht mehr für Sex.	☐
☐ ________	☐
☐ ________	☐
☐ ________	☐
☐ ________	☐
☐ ________	☐
☐ ________	☐
☐ ________	☐
☐ ________	☐
☐ ________	☐
☐ ________	☐
☐ ________	☐
☐ ________	☐
☐ ________	☐

Grenzwert (Summenwert), ab dem sie spätestens etwas unternehmen müsste. Paula nahm sich vor, zusätzlich zum STB und Wochenplan weitere Maßnahmen zu ergreifen, sobald mehr als ein Drittel der Warnsymptome gleichzeitig auftrat. Dann wusste sie, dass sie mehr darauf achten musste, auch wieder angenehme Aktivitäten in ihren Wochenplan einzuplanen statt nur Pflichten (Näheres hierzu im folgenden Abschnitt).

7.2 Was kann ich tun?

Den ersten Schritt haben Sie jetzt geschafft: frühzeitig erkennen, dass eine depressive Phase droht. Vieles von dem, was Sie tun können, wurde bereits angesprochen: Achten Sie auf einen geregelten Schlaf, nehmen Sie Ihre Medikamente regelmäßig, vermeiden Sie Drogen oder zu viel Alkohol und achten Sie darauf, dass Sie beides nicht einsetzen, um Ihre depressive Verstimmung zu bekämpfen. Zwei Strategien sollen Ihnen zusätzlich vorgestellt werden: (1) angenehme Tätigkeiten einplanen und (2) automatische negative Gedanken protokollieren.

Angenehme Tätigkeiten einplanen

Wenn Menschen depressiv werden, gehen ihnen die positiven, erfreulichen oder angenehmen Erfahrungen verloren. Das Leben scheint dominiert von Aufgaben und Verpflichtungen. Oft erleben sie sogar das, was schön sein könnte und was früher Spaß gemacht hat, als anstrengend (z. B. Freunde treffen, einen Spaziergang machen). Anstatt es dennoch zu machen, ziehen sie vor, es nicht zu tun – aber das verschärft die Lage meist noch. Planen Sie deswegen gezielt angenehme Aktivitäten in Ihren Alltag ein, indem Sie (1) eine Liste mit Tätigkeiten machen, die Ihnen normalerweise angenehm sind, (2) diese Tätigkeiten fest in Ihren Alltag einplanen und (3) mit dieser Strategie experimentieren.

Schritt 1: Liste mit angenehmen Tätigkeiten. Überlegen Sie sich einmal, was Ihnen letzte Woche, im letzten Monat oder früher Spaß gemacht hat. Was sind für Sie persönlich Tätigkeiten, Aktivitäten und Unternehmungen, die Sie als belohnend, erholsam oder angenehm erleben? Schreiben Sie diese auf eine Liste. Wenn es Ihnen schwer fällt, solche Aktivitäten zu finden, können Sie als Anregung die Liste nehmen, die auf Seite 142 ff. abgedruckt ist (s. a. Download-Materialien). Vielleicht entdecken Sie dort Aktivitäten, an die Sie noch nicht gedacht hatten und die Sie angenehm finden könnten. Ergänzen Sie die Liste beliebig. Besonders wichtig ist aber Folgendes: Das, was andere angenehm, schön oder erholsam finden, muss für Sie persönlich nicht schön oder angenehm sein. Umgekehrt kann es sein, dass Sie Aktivitäten und Unternehmungen als angenehm erleben, die andere nicht als angenehm erleben. Richten Sie sich hierbei ganz nach Ihren Vorlieben. Selbst wenn Ihnen aktuell nicht danach ist oder Sie sich nicht wirklich vorstellen können, dass es angenehm sein wird, versuchen Sie es – vor allem wenn es Aktivitäten und Unternehmungen sind, die in der Vergangenheit für Sie angenehm, belohnend oder entspannend waren.

Schritt 2: Angenehme Tätigkeiten fest einplanen. Suchen Sie sich eine oder zwei Aktivitäten aus der Liste aus, und planen Sie pro Tag mindestens eine fest ein. Tipp: Benutzen Sie den Wochenplan, um für solche angenehmen Aktivitäten und Hobbys eine feste Zeit freizuhalten. Achten Sie darauf, dass Sie zumindest ab und zu etwas zusammen mit Personen einplanen, die Ihnen nahe stehen und die Ihnen etwas bedeuten. Ist es Ihnen aktuell zu viel, für jeden Tag so etwas einzuplanen? Dann wählen Sie jeden zweiten oder dritten Tag aus. Sie sind zurzeit depressiv und haben wenig Kraft oder Energie? Dann wählen Sie am besten solche Aktivitäten aus, die einfach umzusetzen sind und nicht viel Planung erfordern (z. B. kurz nach draußen oder auf den Balkon in die Sonne gehen, 15 Minuten schöne und angenehme Musik hören, ein Bad nehmen oder duschen).

Schritt 3: Machen Sie daraus ein Experiment. Nachdem Sie angenehme Aktivitäten geplant und in Ihren Wochenplan eingetragen haben, versuchen Sie doch jetzt für jedes Mal vorherzusagen, wie es Ihnen jeweils gehen wird, wenn Sie es gemacht haben. Nutzen Sie z. B. im Wochenplan die Einstufungen von ++ = sehr angenehm/sehr zufrieden bis – – = sehr unangenehm/sehr unzufrieden. Später können Sie dann im Wochenplan dokumentieren, ob Sie es auch wirklich gemacht haben, und einschätzen, wie es Ihnen dabei ging.

Liste möglicher angenehmer Tätigkeiten

Im Folgenden sind einige Beispiele möglicher angenehmer Tätigkeiten aufgelistet. Dahinter befinden sich zwei Spalten. Tragen Sie in der ersten Spalte ein, wie häufig Sie diese Tätigkeit im letzten Monat gemacht haben. Fallen Ihnen andere Dinge ein, die für Sie angenehm waren, sind oder sein könnten?!

0 = überhaupt nicht
1 = 1- bis 6-mal
2 = 7-mal oder häufiger

Tragen Sie in der zweiten Spalte ein, wie angenehm Ihnen diese Tätigkeit ist. Beurteilen Sie das – egal, ob Sie diese Tätigkeit gemacht haben oder nicht.

0 = unangenehm oder neutral
1 = einigermaßen angenehm
2 = sehr angenehm

Wie häufig?
0 = überhaupt nicht
1 = 1- bis 6-mal
2 = 7-mal oder mehr

Wie angenehm?
0 = unangenehm/neutral
1 = einigermaßen angenehm
2 = sehr angenehm

	Gemacht?	Wertung
1. Ein Nickerchen machen		
2. Mit Freunden zusammen sein		
3. Ins Grüne fahren		
4. Im Internet surfen oder E-Mails schreiben		
5. Ein Bad nehmen oder duschen		
6. Vor sich hin singen oder pfeifen		
7. Sich über Sport unterhalten		
8. Eine neue Bekanntschaft		
9. Gut vorbereitet eine Prüfung bestehen		
10. Zu einem Konzert gehen		

	Wie häufig? 0 = überhaupt nicht 1 = 1- bis 6-mal 2 = 7-mal oder mehr	**Wie angenehm?** 0 = unangenehm/neutral 1 = einigermaßen angenehm 2 = sehr angenehm
11. Federball spielen		
12. Ausflüge oder Urlaubsfahrten planen		
13. Für sich selbst Dinge einkaufen		
14. Am Strand sein		
15. Sich künstlerisch betätigen (Malerei, Zeichnen usw.)		
16. Wanderungen oder Bergtouren machen		
17. Zimmer oder Haus auf- oder umräumen		
18. Nackt herumlaufen		
19. Zu einer Sportveranstaltung gehen (z.B. Fußball)		
20. Schwimmen gehen		
21. In ein Lokal gehen		
22. Fernsehen		
23. Romane, Erzählungen oder Gedichte lesen		
24. Zu Vorträgen gehen		
25. Auto fahren		
26. Kanu fahren, Segeln oder Tretboot fahren		
27. Sich politisch betätigen		
28. Positive Zukunftspläne schmieden		
29. Karten spielen		
30. Lachen		
31. Puzzle, Kreuzworträtsel usw. lösen		
32. Mit Freunden und Bekannten zusammen essen		
33. Kaffee trinken		
34. Mit dem Haustier spielen		
35. Zu einer Party oder Einladung gehen		

	Wie häufig? 0 = überhaupt nicht 1 = 1- bis 6-mal 2 = 7-mal oder mehr	**Wie angenehm?** 0 = unangenehm/neutral 1 = einigermaßen angenehm 2 = sehr angenehm
36. Musik spielen		
37. In den Zoo gehen		
38. Etwas zeichnen oder entwerfen		
39. Leute oder Tiere beobachten		
40. Gartenarbeit verrichten		
41. Sachbuch lesen		
42. In die Sauna oder einen Fitnessclub gehen		
43. Telefonieren		
44. Tagebuch schreiben		
45. Tanzen		
46. In der Sonne sitzen		
47. Nur so herumsitzen und nachdenken		
48. Meditieren, Yoga, Atemübungen		
49. In die Stadt zum Bummeln gehen		
50. Sich etwas Leckeres zu essen machen		
51. Verabredungen treffen		
52. Radio hören		
53. Besuch von Freunden bekommen		
54. Massiert werden		
55. Sich im Freien aufhalten (in einem Park, Garten)		
56.		
57.		
58.		

(nach Meyer & Hautzinger: Bipolare Störungen. Weinheim: Beltz, 2013)

Benutzen Sie hier wieder die gleichen Einstufungen von ++ = sehr angenehm/sehr zufrieden bis – – = sehr unangenehm/sehr unzufrieden.

Was Sie dabei wahrscheinlich feststellen werden, ist Folgendes: Wenn Sie das, was Sie sich vorgenommen haben, nicht umgesetzt haben, werden Sie sich im Vergleich zu vorher vermutlich schlechter fühlen. Wenn Sie es umgesetzt haben, werden Sie wahrscheinlich zumindest mit sich zufrieden sein. Insbesondere, wenn man schon depressiv ist, kann es sein, dass es Überwindung gekostet hat. Eventuell fühlen Sie sich jetzt gut, besser oder freuen sich sogar, dass Sie es gemacht haben.

! Sie werden schnell die Erfahrung machen, dass Ihnen die eine oder andere angenehme Aktivität hilft und sie sich positiv auf Ihre Stimmung auswirkt. Damit sich Ihre Stimmung aufhellt oder ausgeglichen bleibt, ist entscheidend, dass Sie *regelmäßig* angenehme Aktivitäten einplanen und umsetzen.

Automatische negative Gedanken protokollieren

Es gibt eine weitere Strategie, die Ihnen hilft, wenn Sie depressive Frühsymptome entdeckt haben und verhindern wollen, dass die Spirale abwärts geht. Wissen Sie, was Ihnen in solchen Zeiten durch den Kopf geht und wie Sie Dinge sehen und interpretieren? Betroffene berichten oft von Gedanken wie »Ich habe wie immer versagt« oder »Warum sind die anderen immer besser und können mehr als ich?«. In Zeiten, in denen es einem gut geht, ist es meistens leichter zu üben, negative Gedanken zu erkennen.

Gedanken beeinflussen unser Befinden. Was uns durch den Kopf geht und wie wir Dinge sehen und interpretieren, hat einen großen Einfluss auf unser Befinden. Oft sind uns solche Gedanken nicht direkt bewusst. »Ich werde es nie und nimmer schaffen«, »Keiner mag mich« oder »Warum gelingt den anderen immer alles, nur mir nicht?« sind »automatische Gedanken«. Sie kommen schnell und fast beiläufig – und auch ihre Auswirkungen auf unsere Stimmung sind unmittelbar und schnell.

Wir alle haben solche automatischen Gedanken. Manche sind zutreffend, manche sind falsch, manche stimmen teilweise. Sie sind nicht immer depressiver Natur oder haben negative Inhalte – auch in der Hypomanie und Manie lassen sich automatische Gedanken identifizieren (auch dann haben sie Einfluss auf die Stimmung, wenn auch mit umgekehrten Vorzeichen: aufputschend, optimistisch, gereizt oder euphorisch machend). Was wir tun können, ist Folgendes:

(1) solche Gedanken identifizieren,
(2) prüfen, ob sie der Situation angemessen sind,
(3) überlegen, ob es alternative Sichtweisen, Erklärungen und Gedanken gibt, und
(4) ausprobieren, wie solche alternativen Sichtweisen, Erklärungen oder Gedanken sich auf unsere Stimmung auswirken.

Ausgewogen sein. Achtung: Hier geht es nicht darum, schlechte durch gute oder pessimistische durch optimistische Gedanken zu ersetzen. Das wäre oberflächlich und unangemessen. Es geht darum, eine ausgewogenere Sichtweise zu erlangen und für sich einzuüben. Anstatt zu sich zu sagen »Ich werde es nie und nimmer schaffen«, kann man zu dem Fazit kommen: »Dieses Mal habe ich es nicht geschafft, aber wenn ich mich anstrenge, habe ich eine Chance, dass es das nächste Mal klappt.« Anstatt aus der Tatsache, dass heute keiner anruft, zu schließen »Keiner mag mich«, kann man überlegen, wann man das letzte Mal angerufen wurde, oder man kann sich fragen: »Wenn ich selbst jemanden nicht angerufen habe, bedeutet das, dass ich die Person nicht mehr mag, oder war ich verhindert anzurufen oder nicht in der Stimmung, mit jemandem zu telefonieren?« Situationen sind nicht immer so, wie wir sie vorschnell interpretieren – oft gibt es andere Möglichkeiten, wie man das sehen kann. Und diese Möglichkeiten sind dann oft alles andere als automatisch. Sie relativieren die eigene, evtl. vorschnelle Sichtweise.

Schritt 1: Automatische Gedanken identifizieren. Wir müssen üben, automatische Gedanken zu registrieren. Gehen Sie doch einmal die folgenden Schritte 1 bis 3 durch, und probieren Sie es aus: Denken Sie an eine Situation in der letzten Zeit, in der Sie plötzlich traurig,

Protokoll automatischer Gedanken

Sobald Sie eine Änderung in Ihrer Stimmung oder in Ihren Gefühlen erleben – sei sie unangenehm oder angenehm – sollten Sie hier die Situation bzw. das Ereignis festhalten, das dem Gefühl bzw. der Stimmung vorausging. Notieren Sie dann auch die Gedanken, die Ihnen kamen! (nach Meyer & Hautzinger: Bipolare Störungen. Weinheim: Beltz, 2013)

Datum	**Situation/Ereignis** (z.B. Konflikt, Geschenk, Tagtraum, ein Anruf, ...)	**Stimmung** Möglichst genau angeben (z.B. deprimiert, frustriert, Angst, Wut, Glücksgefühl …) Intensität: 0–100%	**Gedanken** Welche Gedanken gingen mir in dieser Situation durch den Kopf? Was sagt die Situation über mich aus? Was werden andere deshalb von mir halten?	**Andere Gedanken** Welche anderen Erklärungen könnte es geben? Wie würden andere an meiner Stelle dies bewerten oder interpretieren?	**Wie ist die Stimmung, wenn ich solche alternativen Erklärungen oder Gedanken in Betracht ziehe?** Intensität: 0–100%

niedergeschlagen oder enttäuscht waren oder Angst hatten. Schreiben Sie diese Situation auf – vielleicht hilft es Ihnen, wenn Sie das gleich in das »Protokoll automatischer Gedanken« eintragen (s. Abb. und Download-Material). Notieren Sie in der ersten Spalte das Datum, evtl. auch die Uhrzeit. Beschreiben Sie in der zweiten Spalte die Situation, und zwar so, als ob Sie jemandem die Situation wie ein Bühnenbild im Theater beschreiben wollten, z. B.:

- Wo waren Sie?
- Wer war dabei?
- Was machten Sie in der Situation?

Vermeiden Sie an dieser Stelle Bewertungen (z. B. »Die Situation nervte mich« oder »Alle anderen waren so unfreundlich«) – obwohl das oft schwer fällt. Bleiben Sie bei der Situationsbeschreibung so neutral wie möglich. Tragen Sie dann in die nächste Spalte ein, wie Sie sich in dieser Situation fühlten (z. B. niedergeschlagen, traurig, enttäuscht, wütend, ängstlich, lustlos, hoffnungslos) und wie stark dieses Gefühl war. Entweder Sie schätzen die Intensität des Gefühls anhand einer Skala von 0 bis 100 oder – falls angenehmer – benutzen die Stufen aus dem Stimmungstagebuch von +3 bis –3.

Als Nächstes fragen Sie sich einmal, was Ihnen unmittelbar durch den Kopf ging, bevor sich Ihre Stimmung änderte. Welche Gedanken oder Bilder kamen Ihnen in dieser Situation? Es kann sein, dass Ihnen noch sehr gegenwärtig ist, was Ihnen durch den Kopf gegangen ist. Falls nicht: Zwei Dinge können Ihnen helfen, Ihre automatischen Gedanken zu erkennen. (1) Wenn Sie plötzlich ein starkes Gefühl wie z. B. Wut, Traurigkeit, Enttäuschung erleben, dann sollten Sie darauf achten, welche Gedanken Ihnen gerade durch den Kopf gehen bzw. gingen. (2) Je weniger Zeit seitdem vergangen ist, desto leichter wird es Ihnen fallen, bewusster zu registrieren, was Ihnen durch den Kopf ging. Am Anfang kann es aber noch schwer sein, die eigenen automatischen Gedanken zu erfassen. Folgende Fragen können Ihnen sehr wahrscheinlich weiterhelfen, Ihren Gedanken auf die Schliche zu kommen:

- Warum ist es zu der Situation gekommen?
- Was bedeutet das für mich? Was sagt das über mich aus? Was sagt das darüber aus, wie es mit mir weitergehen wird?

- Was dachten wohl die anderen in dieser Situation über mich, oder was würden sie über mich denken?

Mit etwas Übung werden Sie sich an die ursprünglichen Gedanken oder Bilder wieder klarer erinnern (z. B. »Ich bin ein Versager«, »Keiner versteht mich«) – im Rückblick würden Sie wahrscheinlich sagen, dass diese Gedanken so gar nicht stimmen. Sie schätzen offensichtlich die Situation jetzt mit etwas Abstand anders ein – und das ist auch gut so. In die Liste tragen Sie aber bitte die Gedanken und Bilder so ein, wie sie Ihnen in der jeweiligen Situation in den Sinn kamen.

Schritt 2: Wie angemessen ist der Gedanke? Im nächsten Schritt geht es darum, diese Gedanken zu bewerten. Machen Sie sich klar, dass unsere negativen automatischen Gedanken nicht Fakten sind, sondern Annahmen, Hypothesen und Vermutungen. Es ist hilfreich zu lernen, dass es alternative Sichtweisen und Annahmen gibt, oder sich einzugestehen, dass man nicht alle Fakten berücksichtigt hat. Notieren Sie zunächst auf einem separaten Blatt, was für und gegen Ihre Annahmen spricht.

Ein Beispiel: Philipp, 23, kamen, wenn er sein Arbeitssoll für seine Prüfungsvorbereitung nicht erfüllte und statt in der Bibliothek zu Hause saß, Gedanken wie z. B. »Ich habe mich überhaupt nicht unter Kontrolle« oder »Ich werde das mit den Prüfungen nie schaffen«. Er fand, dass er seinen Arbeitsplan nicht einhalte, Verabredungen absage, Zeit vertrödele, nicht regelmäßig schwimmen gehe. Sein Stimmungstagebuch und Wochenplan beinhalteten aber genau die Argumente, die dagegen sprachen – hier konnte er ablesen: »Morgens habe ich eigentlich fast immer gearbeitet. Ich besuchte auch meistens meine Seminare. Ich habe die Lerngruppe nie versäumt. Im Vergleich zu meinen Mitstudenten verbringe ich relativ viel Zeit in der Bibliothek. Ich habe die meisten Prüfungen in meinem Leben bisher meistens gut gemacht.« Das sind Fakten und Gegenargumente – mit ihnen fand Philipp heraus: Nein, seine Gedanken waren nicht angemessen.

Schritt 3: Gibt es Alternativen? Jetzt sind Sie schon einen ganzen Schritt weiter. Die Gegenargumente zu Ihren automatischen Gedanken können Sie in die Spalte »andere Gedanken« eintragen. Was machte z. B. Philipp? Er hatte sich überlegt, wie die anderen ihn sahen, und kam zu dem Fazit, dass seine Eltern eigentlich weitgehend zufrieden mit seinen Leistungen waren. Seine Freundin glaubt, dass er zu viel an sich zweifelt und dies nicht nötig habe. Die Leute aus seiner Lerngruppe wollten ihn explizit in der Gruppe haben, weil er als jemand gilt, der oft gute Leistungen erbringt, gute Ideen hat und sehr strukturiert vorgeht. Er schrieb deswegen in diese Spalte u. a.: »Auch wenn ich mal einen Durchhänger habe, heißt das nicht, dass ich keine Kontrolle über mich habe«, »Meine bisherigen Leistungen zeigen, dass ich keine Angst vor Prüfungen zu haben brauche, wenn ich mich vorbereite«, »Jeder hat mal einen Durchhänger und somit keine Lust«, »Jeder darf sich auch Pausen gönnen«.

Philipp hat also seine ursprünglichen Annahmen relativiert: Er hat geprüft, was dafür und dagegen spricht und wie andere diese Situation bewerten würden. Er hat keine pauschalen Sätze formuliert, wie z. B. »Ich werde das schaffen« oder »Ich bin gut«, sondern Philipps Gedanken zeigen, dass er zu einer ausgewogenen Sicht der Situation gelangt ist. Genau darum geht es: dass man die oft einseitige und negative Bewertung und Interpretation, die man in solchen Situationen vornimmt, in Frage stellt und relativiert.

Schritt 4: Alternativen testen. Abschließend vergessen Sie nicht zu testen, wie es Ihnen geht, wenn Sie diese möglichen alternativen Sichtweisen, Erklärungen, Bilder oder Gedanken berücksichtigen. Philipp hatte in der Spalte »Stimmung« zuvor für Niedergeschlagenheit einen Wert von 80 eingetragen (wobei er 100 als maximale Niedergeschlagenheit und 0 als fehlende Niedergeschlagenheit wertete). Nach der Auseinandersetzung mit seinen eigenen negativen automatischen Gedanken und möglichen alternativen Gedanken gab er einen Wert von 30 an. Und was bedeutet das? Philipp hat immer noch gewisse Zweifel, dass er die Prüfungen schaffen wird, und er befürchtet, vielleicht doch mal die Kontrolle zu verlieren. Aber die Veränderung von 80 auf 30 zeigt deutlich, dass das Berücksichtigen anderer Erklärungen und Sichtweisen sich positiv auf seine Stimmung auswirkte.

! Einmal das Protokoll für automatische Gedanken durchzugehen, führt nicht dazu, dass die automatischen Gedanken sofort und für immer verschwinden. Es handelt sich um gedankliche Assoziationen bzw. Ketten, die wir oft seit Jahren oder Jahrzehnten kennen und die inzwischen so schnell ablaufen, dass wir fast sagen würden, dass sie »unbewusst« sind. Deswegen nennen wir sie auch »automatisch«. Nutzen Sie deshalb regelmäßig das Protokoll für automatische Gedanken: Prüfen Sie die Angemessenheit negativer Gedanken, und finden Sie Alternativen.

Mit der Zeit und mit Übung werden Sie einen neuen Automatismus annehmen: nämlich alternative Sichtweisen, Gedanken und Erklärungen zu suchen. Das geschieht, indem Sie in Situationen, in denen Sie starke Gefühle erleben oder sich Ihre Stimmung ändert, möglichst häufig prüfen, ob Ihre Gedanken angemessen sind oder nicht. Manchmal werden Sie feststellen, dass Ihre Gedanken sehr wohl angemessen und gerechtfertigt sind. In anderen Situationen werden Sie merken, dass es sich lohnt zu überlegen, welche Sichtweisen, Erklärungen oder Gedanken angemessener sein könnten.

Erfolg in Sicht. Ein Anzeichen für Ihren Erfolg wird sein, dass Sie weniger häufig oder weniger intensiv negative Gefühle wie z. B. Niedergeschlagenheit, Traurigkeit oder Enttäuschung in Situationen erleben, in denen es nicht nötig wäre. »Nicht nötig«, weil Sie in manchen Situationen feststellen werden, dass Ihre Sichtweise, Ihre Interpretation der Situation oder des Verhaltens des Gegenübers Ihre Stimmung mehr beeinflusst – und nicht das, was wirklich passiert. Durch Ihr eigenes Umdenken senken Sie somit das Risiko für dauerhafte Verschlechterungen Ihrer Stimmung und Ihres Antriebs. Also: Je seltener negative automatische Gedanken (wie z. B. »Ich bin ein Versager«, »Wenn ich nicht immer alles sehr gut mache, heißt das, dass ich eigentlich unfähig bin«, »Fehler zu machen, bedeutet, dass ich schwach bin«, »Ich werde es nie schaffen« oder »Keiner mag mich«) auftreten, desto geringer wird das Risiko für Depressionen.

8 Wenn ich hypoman oder manisch werde …

8.1 Was sind bei mir die ersten Anzeichen einer Manie?

Für viele Betroffene sind die Veränderungen zu Beginn einer Manie eindeutiger und leichter zu erkennen als der Beginn einer Depression. Viele berichten vor allem als erste Anzeichen, dass sich ihr Schlafbedürfnis verändert und sie mehr Interesse an Unternehmungen bekommen.

Warum aber nennt der Titel dieses Abschnitts 8.1 nur die Manie und nicht die Hypomanie? Der Zustand der Hypomanie kann für Patienten mit einer Bipolar-I-Störung bereits den Beginn einer Manie kennzeichnen. Die Veränderungen zu Beginn hypomaner Episoden sind subtiler und sanfter. Deswegen kann das Erarbeiten von individuellen Frühwarnsymptomen für Betroffene mit einer Bipolar-II-Störung, die keine Manien bekommen, aufwendiger und anstrengender sein. Da – wie Sie eventuell aus eigener Erfahrung wissen – Betroffene im hypomanen Zustand oft noch zugänglich für die Meinung anderer Menschen (z. B. Freunde, Therapeuten) sind, ist es bei Patienten, die Manien haben, das oberste Ziel, eine Verschlimmerung hypomaner Symptome in Richtung Manie zu verhindern. Es geht also darum, die Gefahr, die durch Manien für das weitere Leben der Betroffenen droht, zu reduzieren. Diese Gefahr ist bei Manien deutlich größer als bei hypomanen Episoden.

Gibt es einen Teufelskreis der Hypomanie und Manie? Das, was Sie zuvor über depressive Symptome gelesen haben, scheint auch für maniforme Symptome zu gelten. Maniforme Symptome scheinen weitere manische Symptome nach sich zu ziehen. Wenn Sie mehr Interesse entwickeln, mehr unternehmen und gleichzeitig weniger schlafen, ist es sehr wahrscheinlich, dass Sie sich stimmungsmäßig besser fühlen und noch mehr machen. Vielleicht wird die Stimmung durch den reduzierten Schlaf und die vermehrte Aktivität auch gereizt. Sie werden sich schnell voller Energie und Tatendrang fühlen. Ihnen werden zusätzlich typische hypomane Gedanken in den Sinn kommen wie »Ich kann alles schaffen, wenn ich will«, »Die anderen wollen mich wieder ausbremsen oder mich behindern«, »Die anderen wollen und brauchen mich« oder »Jetzt wird alles anders«. Dies wird sich wahrscheinlich aufputschend auf Ihre bereits gehobene oder gereizte Stimmung auswirken. Sie werden noch mehr Selbstvertrauen, Energie, Kraft und Interesse verspüren. Die Gedan-

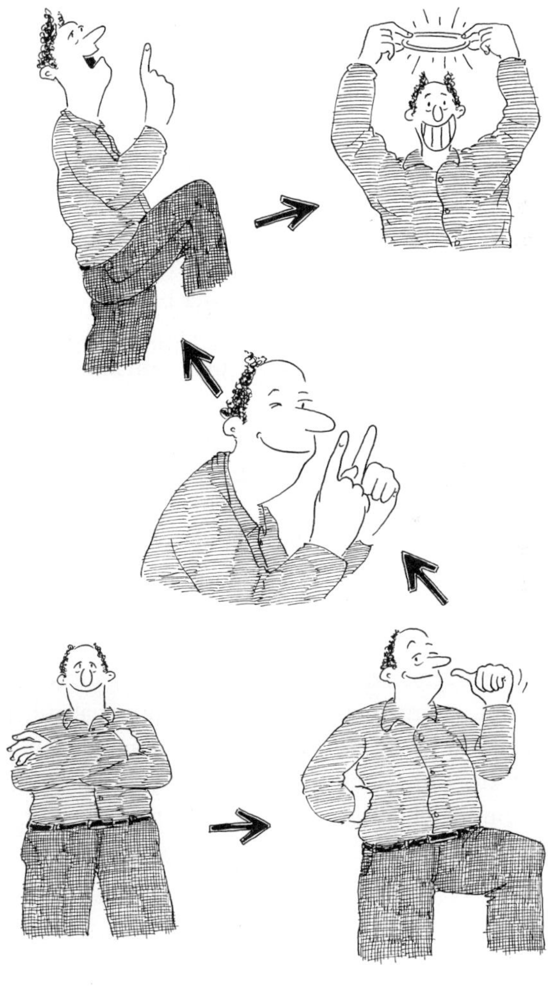

ken werden immer schneller, die Gedankenmenge immer größer. Immer mehr schraubt sich die Spirale nach oben.

! Je früher Sie den Teufelskreis erkennen und versuchen, ihn zu unterbrechen, umso eher können Sie das Abrutschen in eine Manie verhindern.

Die meisten Betroffenen erleben den Beginn von manischen Episoden als sehr plötzlich, quasi von heute auf morgen. Die Erfahrung zeigt aber, dass es sehr wohl Vorboten gibt. Es kann sogar sein, dass Sie mit Hilfe des Stimmungstagebuchs feststellen werden, dass es bereits Wochen zuvor Anzeichen gibt. Bei Alexander, 46, führten die berufliche Beförderung, der damit erlebte Leistungsdruck und die Konflikte mit der Partnerin dazu, dass er immer angespannter wurde, schlechter in seiner Freizeit abschalten konnte, immer häufiger und mehr Alkohol trank und sein Drang nach Freiheit immer stärker wurde. Dieser Zustand hielt zwei bis drei Monate an und spitzte sich dann am Ende innerhalb weniger Tage so zu, dass er manisch wurde. Erst im Nachhinein wurde ihm klar, dass der erlebte Leistungsdruck, seine gedankliche Beschäftigung mit der Arbeit und sein stärker werdender Wunsch nach Selbstbestimmung und Freiheit Warnsymptome waren. Die typischen manischen Symptome (z.B. verringertes Schlafbedürfnis, weniger Schlafen, euphorische bzw. gereizte Stimmung oder Größenideen) kamen erst spät und waren für ihn scheinbar plötzlich und unvermittelt.

Andere Betroffene hingegen haben das Gefühl, dass sich die manischen Symptome allmählich aufbauen. Gerrit, 27, beschreibt es so: »Ich spürte selbst, dass mit mir etwas nicht stimmte. Es schien sich mein Kopf von meinem Leib zu trennen, gar abzuheben. Mein Bauch sagte zu mir, du wirst manisch. Meine Gedanken kamen nachts nicht zur Ruhe, und ich dachte und dachte. Es schien mir wieder, als könnte ich alles durchdenken. Ich sah wieder bestimmte Zusammenhänge oder Muster in allen Dingen.«

! Für Sie als Betroffenen oder Angehörigen ist es wichtig zu lernen, zwischen einem besonders guten Tag, einer (angemessenen) Reaktion auf ein bestimmtes Erlebnis oder einer Hypomanie/Manie zu unterscheiden. Hier kann das Stimmungstagebuch und auch der Wochenplan Ihnen helfen, solche Veränderungen in Ihrer Stimmung und Ihrem Antrieb zu bemerken.

Frühwarnsymptome erkennen. Um Ihre persönlichen Frühwarnsymptome für Hypomanien und Manien zu identifizieren, gilt hier das Gleiche wie zuvor für die Depression beschrieben. Denken Sie an die Tage und Wochen vor Ihren manischen Episoden. Nehmen Sie sich auch hierfür wieder hinreichend Zeit. Stellen Sie sich die folgenden Fragen:

- Wie würden Sie Ihre Stimmung zu Beginn und im Vorfeld maniformer Episoden beschreiben? (Beispiele: gereizt, glücklich, optimistisch, angespannt, nervös)
- Welche Verhaltensweisen treten zu Beginn und im Vorfeld solcher Episoden auf? Machen Sie manches mehr oder weniger? Gibt es bestimmte Verhaltensweisen, die dann erst auftreten? (Beispiele: Ich telefoniere mehr, denke häufiger an Sex, werde abends nicht zur gewohnten Zeit müde, komme morgens leichter aus dem Bett, bin morgens schon gesprächiger, mache mehr Termine aus, trinke mehr Alkohol.)
- Welche Gedanken tauchen auf? Wie erleben Sie sich? (Beispiele: Ich bin spritziger, kreativ, alles ist so stimulierend, Farben erscheinen leuchtender, ich bin gut, habe die besten Ideen, Schlafen ist Zeitverschwendung, die anderen bremsen mich immer aus, gönnen es mir nicht, ich bin unwiderstehlich.)

Manche Anzeichen bemerken Sie selbst als Betroffener vielleicht gar nicht, aber Ihr Umfeld bemerkt sie sehr wohl. Umgekehrt kann es sein, dass manches für Sie offensichtlich erscheint, was Ihr Partner, Ihre Familie oder Freunde nicht registrieren. Eventuell sind Sie auch nicht sicher, ob es sich bei manchen dieser Verhaltensweisen und Gedanken um Warnsymptome oder bereits um manische Symptome handelt. Für viele Betroffene ist es hilfreich, wenn sie all dies mit

Liste maniformer Frühwarnsymptome

Anleitung: Machen Sie einen Haken (z.B. »✓«), wenn Sie ein Verhalten von sich kennen, das kennzeichnend für eine sich anbahnende (hypo-)manische Episode sein könnte. Tragen Sie solche Anzeichen, die Sie für sich selbst erkannt haben, unten in die freien Zeilen ein. Ergänzen oder überarbeiten Sie die Liste bei Bedarf. Überlegen Sie, ob Sie solche Anzeichen von sich kennen oder andere Ihnen solche Dinge berichtet haben. Nutzen Sie die Spalte »Heute?«, um für sich ggf. jederzeit kontrollieren zu können, ob und welche Frühwarnsymptome gerade vorliegen (nach Meyer & Hautzinger: Bipolare Störungen. Weinheim: Beltz, 2013).

	Heute? Datum: ______
☐ Andere nerven mich, weil sie so langsam oder begriffsstutzig sind.	☐
☐ Ich will mehr erleben, weil alles so langweilig erscheint.	☐
☐ Ich treffe Entscheidungen schneller.	☐
☐ Ich mische mich in Gespräche ein.	☐
☐ Ich esse schneller oder mehr als gewöhnlich.	☐
☐ Ich esse weniger als gewöhnlich.	☐
☐ Schlaf erscheint weniger wichtig.	☐
☐ Wie viel ich schlafe, schwankt stärker als sonst.	☐
☐ Ich fahre spritziger oder rasanter Auto.	☐
☐ Ich genieße es, Wortspiele zu machen, Witze zu reißen oder zu reimen.	☐
☐ Ich denke mehr an Sex.	☐
☐ ______	☐
☐ ______	☐
☐ ______	☐
☐ ______	☐
☐ ______	☐
☐ ______	☐
☐ ______	☐
☐ ______	☐
☐ ______	☐
☐ ______	☐
☐ ______	☐
☐ ______	☐
☐ ______	☐
☐ ______	☐

Personen besprechen, die ihnen nahe stehen, und auch mit einem Therapeuten.

Um Ihnen den Einstieg zu erleichtern, ist hier eine Liste möglicher Frühwarnsymptome abgedruckt (s. a. Download-Material). Obwohl Sie dort Beispiele sehen, sind die Warnsymptome, die Sie selbst für sich – vielleicht mit Unterstützung Ihrer Angehörigen – finden und dort eintragen, viel hilfreicher. Wenn Sie unsicher sind, ob es losgeht oder Sie bereits maniforme Symptome haben, können Sie die Liste jederzeit wie eine Checkliste benutzen. In Situationen, in denen andere sich Sorgen machen, dass Sie wieder manisch werden, können Sie sich allein – oder noch besser mit Ihrem Partner oder Ihrer Partnerin – hinsetzen, um zu sehen, welche und wie viele Symptome aktuell vorhanden sind. Dies wird Ihnen und Ihrem Umfeld mehr Sicherheit geben. Wenn Sie dies zusätzlich mit dem Stimmungstagebuch und Ihrem Wochenplan abgleichen, werden Sie mehr Gewissheit bekommen, ob alles im grünen Bereich ist oder ob Handlungsbedarf besteht.

8.2 Was kann ich tun?

Was Sie präventiv gegen Manien tun können, wurde bereits im Zusammenhang mit dem Stimmungstagebuch, dem Wochenplan und der Depression angesprochen. Die Themen Struktur und stabiler Rhythmus sind hierbei, wie Sie sicherlich bereits ahnen, zentral (s. a. Kap. 6). Wiederum geht es u. a. darum, dass Sie auf Ihren Schlafrhythmus achten und Ihre Medikamente regelmäßig einnehmen. Im Zusammenhang mit der Bewältigung *depressiver* Symptome haben Sie zwei Strategien näher kennengelernt: das Einplanen angenehmer Aktivitäten und den Umgang mit negativen automatischen Gedanken (s. a. Abschn. 7.2). In diesem Kapitel liegt der Schwerpunkt etwas anders.

Planen

Was das Einplanen angenehmer Aktivitäten betrifft, so liegt es vermutlich auf der Hand, dass dies zu Beginn einer Manie kontraindiziert ist. Sie werden das kennen: Ein Symptom maniformer Zustände ist, dass Betroffene sehr viele Dinge machen, die normalerweise angenehm sind, z. B. einkaufen gehen, ein spontaner Urlaub, gut und teuer essen gehen, sexuell aktiver sein, Leute treffen oder kennenlernen. Mögliche Konsequenzen werden dabei eher sekundär gesehen oder als unwichtig erachtet. Womöglich fallen Ihnen noch andere solche Situationen oder Aktivitäten ein, die Sie selbst erlebt haben und die definitiv Anzeichen für manische oder hypomane Phasen sind. Deswegen geht es nicht um das Planen angenehmer Aktivitäten, sondern um das Planen im Allgemeinen. Beispiel: In der Depression erscheint das Erledigen des Haushalts als unlösbare Aufgabe, in maniformen Zuständen dagegen als »Klacks«, den man nebenbei erledigt. Was passiert nun? Entweder der Haushalt bleibt unerledigt, da er neben allen anderen Ideen und Plänen als unwichtig erachtet wird, oder man verlagert das Putzen, Waschen oder Staubsaugen in die Abend- oder Nachtstunden. Was tun, wenn man so viele Ideen und Pläne hat? Hier ein Drei-Schritte-Plan, der Ihnen helfen wird.

Schritt 1: alles aufschreiben. Schreiben Sie auf ein Blatt alles auf, was Sie vorhaben. Schreiben Sie alle Ideen und Pläne auf, die Ihnen in den Sinn kommen. Es können kurzfristige oder langfristige Planungen sein. Unabhängig davon, ob man manisch ist oder nicht, nimmt dieser Schritt vielen Menschen die Angst, dass gute oder kreative Ideen und Pläne, die da sein können, verloren gehen.

Schreiben Sie auch auf, welche Verpflichtungen Sie täglich und wöchentlich haben. Ein Blick in Ihr STB und in Ihre Wochenpläne kann helfen, nichts zu vergessen. Wie viele Stunden pro Tag und wie viele Tage pro Woche arbeiten Sie? Sind Sie zusätzlich in Gremien, Ausschüssen oder Vereinen aktiv, die Ihre Zeit beanspruchen? Gibt es privat oder beruflich bestimmte Fristen, die Sie einhalten sollten (z. B. Abgabe der Steuererklärung, vertragliche Abkommen)?

Schreiben Sie auch auf, was Sie in Ihrer Freizeit vorhaben. Gibt es regelmäßige Aktivitäten, die Sie unternehmen, wie z. B. Fitnesstraining, Sportclub, Joggen, Theater, Kino, Spielabende mit Freunden, Stammtisch, VHS-Kurse? Gibt es Unternehmungen, die Sie aktuell geplant haben oder die jetzt bevorstehen, wie z. B. der Besuch eines Musicals, ein Kurzurlaub, ein Geburtstag oder die Einladung zu einer Hochzeit? Notieren Sie alles, was Ihnen einfällt.

Schritt 2: alles bewerten. Sehen Sie sich an, was alles auf dem Blatt steht. Vielleicht fällt Ihnen noch etwas ein. Tragen Sie es einfach jederzeit nach. Vielleicht steht aktuell sehr viel auf Ihrem Blatt. Eventuell haben Sie sogar mehr als eine Seite voll geschrieben. Es kann aber auch sein, dass nicht so viel auf Ihrem Blatt steht. Ganz egal, wie viele Ideen, Pläne und Aktivitäten Sie notiert haben, gehen Sie diese noch einmal durch, und versuchen Sie abzuschätzen, wie viel Zeit Sie das Umsetzen kosten wird. Haben Sie alles bedacht? Haben Sie das Gefühl, dass das alles machbar ist? Auch wenn Sie diesen Eindruck haben, ist es jetzt wichtig, konkret zu planen.

Beurteilen Sie, wenn Sie möchten, die Dringlichkeit aller gesammelten Aktivitäten, Pläne und Ideen. Sie können z. B. eine Skala von 0 bis 10 benutzen. Die Zahl 10 würde bedeuten, dass etwas sehr wichtig ist, hohe Priorität hat und nicht verschoben werden kann. Die Zahl 0 würde bedeuten, dass die Idee oder der Plan zwar gut sein mag, aber die Umsetzung Zeit hat und verschoben werden kann. Die Zahl 5 würde heißen, dass Ihnen dies subjektiv wichtig erscheint, aber objektiv gesehen keine Frist oder hohe Dringlichkeit gegeben ist.

! Eventuell fällt es Ihnen zurzeit sehr schwer zu beurteilen, wie wichtig und dringlich einzelne Dinge sind. Es kann auch sein, dass Ihnen alles gleich wichtig oder unwichtig vorkommt. Es ist auch möglich, dass Sie persönlich aktuell solche Verpflichtungen wie z. B. vertragliche Absprachen oder Ihre tägliche Arbeit im Vergleich zu Ihren anderen Ideen und Plänen für eher unwichtig halten. In solchen Fällen ist es ratsam, eine dritte Person hinzuzuziehen. Sie können Ihren Psychotherapeuten oder Arzt bitten, Ihnen dabei zu helfen, hier Struktur hineinzubringen. Auch Ihr Partner, Ihre Familie oder ein guter Freund könnte Ihnen eine Unterstützung sein.

Schritt 3: einen konkreten Plan machen. Nehmen Sie jetzt einen leeren Wochenplan zur Hand. Auch hier kann es sehr hilfreich sein, dies mit dem Partner oder einer anderen Person Ihres Vertrauens gemeinsam zu machen oder zu besprechen. Tragen Sie jetzt zuerst die Termine ein, die bereits für die kommende Woche feststehen und die Sie entweder nicht absagen können oder wollen (z. B. reguläre Arbeitszeiten, ein Arztbesuch, Krankengymnastik etc.). Markieren Sie auf dem Blatt, auf dem alle Ideen, Pläne, Verpflichtungen stehen, die Punkte, die bereits berücksichtigt sind.

Sehen Sie sich nun Ihren Wochenplan an: Wie viel Zeit bleibt Ihnen für Erholung und Ruhe? Stellen Sie sich folgende Fragen: Was hat Ihnen in der Vergangenheit geholfen, Ihren möglicherweise aufgedrehten oder unruhigen Zustand zu drosseln? Was könnte Ihnen helfen, sich etwas zu bremsen? Vielleicht haben Sie bereits entsprechende Erfahrungen gesammelt und wissen, was Ihnen in solchen Fällen helfen kann. Sie müssen selbst ausprobieren, was Ihnen helfen könnte. Das, was dem einen gut tut, muss nicht dem anderen gut tun oder kann sogar den Zustand verschlechtern. Möglichkeiten, von denen Betroffene berichten, sind:

- sportliche Aktivität, aber zeitlich vorab deutlich begrenzt
- Spaziergänge in einer relativ ruhigen Umgebung wie z. B. im Park, im Wald (aber nicht Stadt- oder Einkaufszentren)
- ein warmes Bad
- Hören von schöner, aber beruhigender Musik (z. B. mit Kopfhörer)
- Entspannungstechniken (z. B. Atemübungen, progressive Muskelentspannung, autogenes Training)
- regelmäßige Pausen einplanen und einhalten, um Überstimulation zu verhindern
- vorübergehend Bedarfsmedikation einnehmen, wie z. B. Schlaf- oder Beruhigungsmittel (nach vorheriger Rücksprache mit dem Arzt).

Wenn nach dem Eintragen von solchen Zeiten von Erholung und Ruhe noch Platz im Wochenplan bleibt, können Sie von dem Blatt, auf dem die restlichen Ideen, Pläne und Aktivitäten stehen, noch ein oder maximal zwei Dinge für die kommende Woche einplanen. Bedenken Sie jedoch Folgendes: Handelt es sich dabei um kleinere Aktivitäten (z. B. einen Kinobesuch mit Freunden) oder ein größeres Projekt (z. B. die Steuererklärung)?

! Machen Sie sich zur Regel: Manchmal ist weniger mehr!

Die Regel »Manchmal ist weniger mehr!« gilt insbesondere für den Beginn von Manien. Selbst wenn Sie subjektiv das Gefühl haben, viel erledigen zu können, so wird das Abrutschen in die Manie sehr wahrscheinlich dazu führen, dass Sie wieder einiges an Zeit brauchen, um sich davon zu erholen. Eventuell wird sogar ein Klinikaufenthalt nötig.

Die Schritte 1 bis 3 können Sie Woche für Woche wiederholen, bis sich Ihr Zustand stabilisiert hat. Manchmal ist es ratsam, Tag für Tag zu planen, um jeweils für sich die Situation anpassen zu können. Oder entdecken Sie diese Strategie als etwas, das Ihnen generell hilft, sich zu strukturieren und zu planen? Diese konkrete Planung kann Ihnen helfen, mehr Kontrolle über beginnende maniforme Symptome zu bekommen. Sie können damit das Risiko verringern, mehr und mehr in den Strudel der Manie zu geraten, und Sie reduzieren das Risiko, impulsiv und vorschnell Entscheidungen zu treffen, die dramatische Folgen für Ihr weiteres Leben und das Ihrer Angehörigen haben können.

Automatische Gedanken in der Hypomanie

Die zweite Strategie, die im Zusammenhang mit depressiven Zuständen angesprochen wurde, war das Erkennen von und der Umgang mit automatischen negativen Gedanken. Es gibt auch automatische *hypomane* Gedanken. Vielleicht haben Sie solche bei sich in der Liste der maniformen Frühwarnsymptome sogar notiert, z. B. »Ich bin gut«, »Ich kann alles, wenn ich mich anstrenge« oder »Die anderen sind alle nur neidisch auf mich«. Bei diesen Gedanken ist es oft nicht so leicht, sie in Frage zu stellen. Es kann sein, dass Sie diese Gedanken nicht pauschal als unangemessen, irrational oder falsch bezeichnen würden. Vielleicht denken Sie, dass ein solches Denken sich sogar sehr positiv auf das Befinden auswirken kann und Ihnen förderlich ist. Wahrscheinlich haben Sie bis zu einem gewissen Grad Recht damit. Und wenn diese Gedanken ohne gleichzeitige Änderungen im Schlaf, der Stimmung und/oder im Antrieb auftreten würden, würde niemand Ihnen ernsthaft nahelegen, sie zu hinterfragen.

Prinzipiell können Sie auch bei hypomanen Gedanken – wie bei negativen Gedanken – das Protokoll automatischer Gedanken (s. a. Abschn. 7.2) ausfüllen und die dort beschriebenen Schritte 1 bis 4 umsetzen. Manchen von Ihnen wird dies helfen, für sich zu prüfen, ob Ideen wie z. B. »Ich kann alles«, »Die anderen sind alle neidisch« oder »Die anderen wollen mich bloß ausbremsen« angemessen sind oder nicht. Viele Betroffene berichten aber, dass ihnen das deutlich leichter fällt, wenn sie so etwas mit einem Psychotherapeuten besprechen.

8.3 Hilfreiche Gesprächsregeln

Um mehr Kontrolle über sich und die maniformen Symptome zu bekommen, sind Gespräche mit anderen sehr zentral. Dabei können folgende Hinweise sehr nützlich sein – sie gelten für Betroffene gleichermaßen wie für Partner und Angehörige. Entscheidend ist, dass alle Beteiligten einige Regeln beachten.

Gespräche über die Möglichkeit einer Manie (oder auch einer Depression) haben für viele etwas Beängstigendes oder Bedrohliches. Für Sie als Betroffene kann dieses Thema schwierig und unangenehm sein, weil Sie befürchten, dass alles, was Sie tun oder sagen, pathologisiert wird, oder dass man Ihnen unterstellt, Sie hätten keine Kontrolle über sich oder Sie seien (wieder) krank. Für Sie als Partner oder Angehöriger kommt in einem solchen Gespräch vielleicht Angst oder ein Gefühl der Hilflosigkeit hoch, wenn Sie befürchten, dass der andere wieder manisch wird. Sie erinnern sich womöglich an das, was während und nach der letzten Manie passierte – Notarzt oder Psychiatrie, finanzielle Probleme, zwischenmenschliche Verletzungen, möglicherweise Gewaltausbrüche oder andere Erlebnisse.

Aus welcher Sicht Sie es auch betrachten, diese Themen sind hoch emotional. Deswegen finden Sie im Folgenden einige Regeln für das gemeinsame Gespräch. Viele Paare und Familien haben Schwierigkeiten, miteinander zu reden. Anstatt gemeinsam Lösungen zu finden, enden solche Gespräche oft in Streitigkeiten, bei denen sich keiner verstanden fühlt und es zu gegenseitigen Verletzungen kommt. Was Sie bei gemeinsamen Gesprächen beachten sollten:

- Sprechen Sie so konkret wie möglich an, was Ihnen auf dem Herzen liegt. Negativbeispiel: »Du kannst nie pünktlich nach Hause kommen!« Positivbeispiel: »Ich habe mich darüber geärgert, dass du heute nicht angekündigt hast, dass du später kommst.«
- Versuchen Sie, Wörter wie »immer«, »fast immer«, oder »nie« zu vermeiden, und bleiben Sie bei der konkreten Situation. Negativbeispiel: »Immer dreht sich alles nur um dich!« Positivbeispiel: »Ich habe den Eindruck, dass es dir im Moment egal ist, was ich darüber denke.«
- Versuchen Sie, sachlich zu bleiben und verletzende Äußerungen zu vermeiden. Negativbeispiel: »Du merkst gar nicht, dass du schon wieder manisch bist!« Positivbeispiel: »Ich bin mir nicht sicher, aber ich mache mir aktuell Sorgen um dich.«
- Drücken Sie Ihre Gefühle, Wünsche und Bedürfnisse aus. Negativbeispiel: »Du bist schon wieder so gereizt!« Positivbeispiel: »Ich habe Angst, dass dein Verhalten ein Anzeichen für eine Manie sein könnte.«
- Benutzen Sie möglichst immer die Ich-Form, um Gefühle, Bedürfnisse und Wünsche auszudrücken.
- Versuchen Sie genau zuzuhören. Oft reagieren wir stärker darauf, was wir zu hören glauben, als auf das, was wirklich gesagt wurde.

Diese Regeln bei Gesprächen einzuhalten, ist keine einfache Übung. Es handelt sich dabei meistens nicht um die Art der Kommunikation, die wir gewohnt sind und gelernt haben. Sie erscheint uns anfangs oft künstlich und fremd. Viele Paare und Familien suchen deswegen vorübergehend Unterstützung bei einem Psychotherapeuten. Er kann Ihnen helfen, diese Form des Miteinanders einzuüben und Probleme gemeinsam zu lösen.

8.4 Praktische Tipps für Betroffene

An dieser Stelle finden Betroffene einige praktische Tipps, die ihnen zusätzlich mehr Kontrolle über sich geben, wenn erste Anzeichen für eine Manie vorliegen oder sie den Verdacht haben, dass es losgehen könnte:

- Treffen Sie in dieser Zeit keine wichtigen oder ins Leben einschneidenden Entscheidungen allein! Vertagen Sie solche Entscheidungen (z. B. berufliche Veränderungen, größere Anschaffungen, finanzielle Anlagen, Heirat und Trennung) auf einen späteren Zeitpunkt. Versuchen Sie, mit Ihrem Partner oder Ihrer Familie über solche Ideen zu sprechen. Es kann oft sinnvoll sein, dies zusammen mit einem Therapeuten zu tun, um Missverständnisse und unnötige Verletzungen zu vermeiden.
- Überlegen Sie, ob es zeitweise sinnvoll sein könnte, EC-Karten und Kreditkarten zu Hause zu lassen oder in die Obhut Ihrer Angehörigen zu geben. Als Anregung: Nehmen Sie nur begrenzt Bargeld mit, wenn Sie das Haus verlassen.
- Treffen Sie – wenn möglich – mit Ihrem Partner oder einer Person Ihres Vertrauens eine Absprache, was sie oder er tun darf, soll oder muss, wenn der Verdacht besteht, dass Sie manisch werden oder sind. Sagen Sie dieser Person, wie Sie sich wünschen und vorstellen, dass das Thema angesprochen wird. Sprechen Sie beide über Ihre Ängste, Wünsche und Bedürfnisse diesbezüglich. Könnte man gemeinsam das Stimmungstagebuch durchgehen? Könnte man sich gemeinsam die Wochenpläne ansehen? Wie sieht es mit einem gemeinsamen Termin beim Arzt oder Therapeuten aus? Halten Sie diese gemeinsame Absprachem am besten auch schriftlich fest.
- Kontaktieren Sie Ihren Arzt, wenn Sie unsicher sind. Er wird mit Ihnen Ihre Symptome besprechen, ggf. den Blutspiegel auf Ihre Medikamente hin überprüfen und – sofern erforderlich – die Medikamente in Dosierung oder Zusammensetzung vorübergehend anpassen.
- Erstellen Sie einen Notfallplan (ggf. separat auch für die Depression). Dieser sollte eine Schrittabfolge benennen, welche Maß-

nahmen einzuleiten sind – pro Stufe abgestimmt auf die zunehmende Dringlichkeit und der Situation angemessen. Es ist immer gut, hier Dritte wie z. B. den Partner zu integrieren, da die Einsicht in die eigenen Probleme ab einem bestimmten Punkt verzerrt und sehr getrübt sein kann. Die ersten Stufen dürfen Strategien enthalten wie Teile Ihres neuen Selbstmanagements, das Sie jetzt bereits einsetzen (STB, Wochenplan, angenehme Aktivitäten usw.). Die späteren Stufen können Strategien beinhalten, wie z. B. den Arzt einzuschalten oder auf eigenen Wunsch zur Beobachtung in die Klinik zu gehen. Wie viele Stufen Sie einplanen, bleibt Ihnen überlassen, wobei die meisten Betroffenen

Mein persönlicher Notfallplan

1. Wenn ich oder mein Mann den Verdacht haben, dass es wieder losgeht, sehen wir uns ggf. gemeinsam genau das Stimmungstagebuch und die Frühwarnliste an, ob sich etwas abzeichnet.
2. Falls im Stimmungstagebuch mehr als zwei Tage hintereinander eine +2 steht oder in der Frühwarnliste mindestens vier Symptome zutreffen würden, prüfe ich, welche Aktivitäten ich im Wochenplan weglassen kann. Ich werde pro Tag mindestens eine Sache wegstreichen (bevorzugt abends).
3. Wenn nach weiteren zwei Tagen sich keine Besserung abzeichnet, werden alle außerschulischen Verpflichtungen eingestellt. Ich nehme abends zusätzlich, wie mit der Ärztin früher einmal abgesprochen, etwas zum Schlafen ein.
4. Wenn immer noch keine Besserung eintritt, rufe ich meine Ärztin an und frage, wie sie die Situation einschätzt (wahrscheinlich zusätzlich Zyprexa®). Falls ich keinen Behandlungsbedarf sehe, aber mein Mann das anders sieht, kontaktiert er die Ärztin.
5. Falls ich wieder aggressiv gegenüber meinem Mann oder den Kindern bin oder mich weigere, meine Ärztin aufzusuchen, dürfen meine Ärztin und mein Mann über einen etwaigen Klinikaufenthalt entscheiden.

Abbildung Annas Notfallplan für die Manie. Dieses Beispiel zeigt 5 Stufen, die Anna, 48, mit ihrem Partner besprochen hatte (Sie haben Anna in Teil I als Mutter von zwei Töchtern und Lehrerin kennengelernt, die sich in der Manie immer mehr in einer Theatergruppe engagierte) mindestens fünf Stufen vorsehen. Sie können aber auch mehr wählen (s. a. den Beispiel-Notfallplan von Anna).

8.5 Praktische Tipps für Angehörige und Partner

Als Angehörige und Partner sind Sie ebenfalls Betroffene der bipolaren Störung, wenn auch in einem anderen Sinne. Wahrscheinlich kennen Sie die Situationen, in denen Sie sich fragen, ob »es« wieder losgeht – sei es die Manie oder die Depression. Sorgen, Ängste, Traurigkeit oder Wut können manchmal deswegen auch Ihren Alltag beherrschen. Fragen tauchen auf: Ab wann soll ich etwas sagen? Soll ich kontrollieren, ob der andere seine Medikamente nimmt? Deswegen zum Abschluss auch einige konkrete Tipps für Sie:

- Keiner von uns wird gern kontrolliert. So verständlich es sein mag, aber Kontrolle führt oft zu Widerstand. Wichtig ist, gemeinsam Absprachen zu treffen, mit denen alle Beteiligten leben können – und sei es mit Unterstützung eines Therapeuten.
- Sprechen Sie Ihre Sorgen, Befürchtungen und Ihren Ärger an. Man sagt nicht ohne Grund: »Der Ton macht die Musik.« Versuchen Sie deshalb, die Regeln zu beachten, die weiter oben für Gespräche von Paaren und in Familien aufgeführt wurden. Auch hier kann vorübergehend die Hilfe eines Fachmanns hilfreich beim Einüben sein.
- Sie dürfen Ihren Angehörigen in jeder Hinsicht unterstützen. Aber sehr wichtig ist: Achten Sie auf sich selbst. Nur wenn es Ihnen gut geht bzw. wenn Sie selbst relativ ausgeglichen sind, können Sie eine Stütze sein. Ein Grundprinzip, das hier gilt, lautet: In einer Familie oder Partnerschaft kann jeder seinen Freiraum haben oder sich schaffen. Das gilt für alle, für Sie und Ihren Angehörigen. Sich Auszeiten und Freiraum allein zu gönnen (z. B. eigenes Hobby, Treffen mit eigenen Freunden, Sport), hilft allen Beteiligten. Manchmal braucht man Zeit für sich allein. Und das ist auch gut so.

- Wenn Sie den Eindruck haben, dass es für Sie hilfreich und entlastend sein könnte, mit einem neutralen Dritten zu sprechen, wenden Sie sich an einen Arzt oder Psychologen. Die Erfahrung zeigt, dass es Angehörigen sehr gut tut, sich selbst entsprechende Unterstützung zu holen.

9 Abschließende Bemerkungen

Die Hoffnung ist, dass Sie als Betroffener oder Angehöriger in diesem Buch Antworten auf Ihre Fragen sowie Anregungen zum Umgang mit einer bipolaren Störung gefunden haben. Manches mögen Sie als hilfreich erlebt haben und versuchen, es in Ihrem Alltag umzusetzen. Anderes mögen Sie als schwierig empfinden. Vielleicht sind Sie aber auch zu dem Schluss gekommen, dass es eine vorübergehende Unterstützung durch einen ausgebildeten Psychotherapeuten Ihnen leichter machen könnte, solche Strategien wie z. B. den Wochenplan, den Umgang mit automatischen Gedanken oder klärende Gespräche mit Ihrem Partner zielfördernd umzusetzen.

Es gibt noch weitere Informationen, die für Sie hilfreich sein könnten. Viele Betroffene fanden es sehr interessant, die Biographie von Kay R. Jamison („*Meine ruhelose Seele. Die Geschichte einer manischen Depression*") zu lesen. Sie ist Professorin für Psychologie und beschreibt in ihrem Buch den eigenen Kampf mit der bipolaren Störung. Sie hat mit ihrer eigenen Geschichte in den USA wesentlich dazu beigetragen, dass bipolare Störungen in den Medien und der Öffentlichkeit mehr Beachtung fanden.

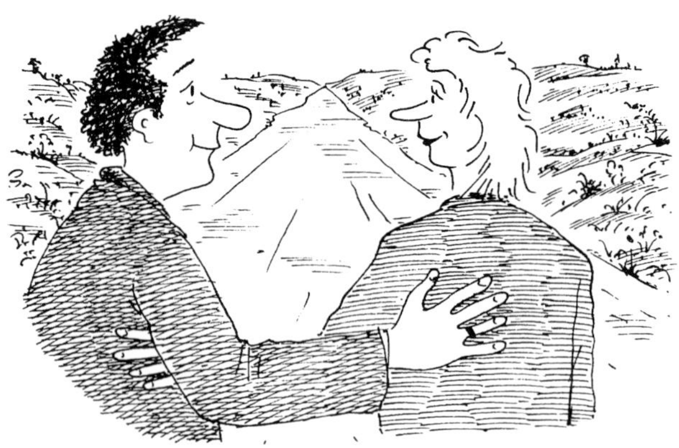

Es gibt in Deutschland inzwischen ein weit verzweigtes Netz an Hilfe für Betroffene und Angehörige. Da diese Informationen an anderer Stelle gut zusammengestellt sind, sei hier nur die Anschrift genannt: Über die Deutsche Gesellschaft für Bipolare Störungen e. V. (DGBS) können Sie aktuelle Informationen über Tagungen, Kongresse, neu erschienene Bücher, Kontaktmöglichkeiten zu Selbsthilfegruppen oder Experten auf diesem Gebiet bekommen:

Deutsche Gesellschaft für Bipolare Störungen e. V.
Postfach 800 130
21 001 Hamburg
Internet: www.dgbs.de

Nachwort

Seit Jahren beschäftige ich mich therapeutisch und wissenschaftlich mit bipolaren Störungen. Das hier vorliegende Buch für Menschen, die solche klinisch relevanten Schwankungen in ihrer Stimmung und in ihrem Antrieb haben, und deren Angehörige hat seine Wurzeln in einer Informationsbroschüre, die wir hausintern im Rahmen von Behandlungen einsetzten. Da immer wieder Anfragen hinsichtlich solcher Informationsbroschüren und Ratgeber aus ganz Deutschland kamen, wurde mir klar, dass der Bedarf für ein solches Buch da war. Meine eigenen Patienten ermutigten mich vor allem dazu, das Buch bewusst so zu schreiben, dass das, was wir psychotherapeutisch machen, als mögliche Anleitung zur Selbsthilfe und zum Selbstmanagement benutzt werden kann.

Ich hoffe, dass ich Ihnen als Betroffenen und Angehörigen mit diesem Buch viele Ihrer Fragen beantworten und Ihnen nützliche Anregungen geben kann, mit der Erkrankung zu leben und selbst Experte zu sein oder zu werden.

In diesem Buch spreche ich immer von »Ärzten« und »Therapeuten« sowie von »Partnern«. Dies dient ausschließlich der einfacheren Lesbarkeit. Ärztinnen, Therapeutinnen und Partnerinnen sind selbstredend mit gemeint.

Viele haben zum Entstehen dieses Buchs durch entsprechende Anregungen und Kommentare beigetragen. Wenn auch in anonymer Form, möchte ich mich besonders bei meinen Patienten bedanken. Einige erlaubten mir, persönliche Zitate aufzunehmen, die besser als ich ausdrücken können, worum es geht, andere gaben mir Rückmeldungen zu ersten Entwürfen des Buches. Besonders zu erwähnen sind zudem Dr. Katja Salkow und Dr. Eva Bäzner. Ich danke auch Dagmar Kühnle Zerpa, Beltz Verlag, für ihre engagierte Unterstützung und große Geduld.

Wenn Sie Rückmeldungen, Vorschläge für Ergänzungen und Verbesserungen an diesem Buch haben, wären diese für mich von großem Interesse.

Newcastle upon Tyne und Houston
im Juni 2014
Thomas D. Meyer

Hinweise zum Arbeitsmaterial

Sie können alle im Buch erwähnten Arbeitsblätter über unsere Internetseite (http://www.beltz.de) herunterladen und ausdrucken. Sie kommen zu den Materialien, indem Sie auf die Seite des Titels gehen und den Link zu den Materialien anklicken. Dann können Sie die gewünschten Arbeitsmaterialien öffnen und die pdf-Dateien über die Druckfunktion des Browsers ausdrucken. Wenn Sie die Seite schließen, kommen Sie zurück zur Inhaltsübersicht. Da die Arbeitsmaterialien nur so lange zur Verfügung stehen, wie das Buch lieferbar ist, empfehlen wir Ihnen, sich die gesamten Materialien herunterzuladen und auf dem eigenen Rechner zu speichern.

Anhang

Arbeitsblatt 1 Stimmungstagebuch
Arbeitsblatt 2 Wochenplan

Arbeitsblatt 1 Stimmungstagebuch (1/3)

Monat:	Stimmung & Antrieb							Komische Ideen, Halluzinationen?	Schlaf	Uhrzeit				Medikamente	Ereignisse heute?
Tag:	–3 D	–2 d	–1	0	+1	+2 h	+3 M		Gesamt (in h)	Ins Bett	Eingeschlafen	Aufgewacht	Aufgestanden		
1.	☐	☐	☐	☐	☐	☐	☐								
2.	☐	☐	☐	☐	☐	☐	☐								
3.	☐	☐	☐	☐	☐	☐	☐								
4.	☐	☐	☐	☐	☐	☐	☐								
5.	☐	☐	☐	☐	☐	☐	☐								
6.	☐	☐	☐	☐	☐	☐	☐								
7.	☐	☐	☐	☐	☐	☐	☐								
8.	☐	☐	☐	☐	☐	☐	☐								
9.	☐	☐	☐	☐	☐	☐	☐								
10.	☐	☐	☐	☐	☐	☐	☐								
11.	☐	☐	☐	☐	☐	☐	☐								
12.	☐	☐	☐	☐	☐	☐	☐								

Arbeitsblatt 1 **Stimmungstagebuch** (2/3)

Monat: Tag:	Stimmung & Antrieb							Komische Ideen, Halluzinationen?	Schlaf	Uhrzeit				Medikamente	Ereignisse heute?
	−3 D	−2 d	−1	0	+1	+2 h	+3 M		Gesamt (in h)	Ins Bett	Eingeschlafen	Aufgewacht	Aufgestanden		
13.	☐	☐	☐	☐	☐	☐	☐								
14.	☐	☐	☐	☐	☐	☐	☐								
15.	☐	☐	☐	☐	☐	☐	☐								
16.	☐	☐	☐	☐	☐	☐	☐								
17.	☐	☐	☐	☐	☐	☐	☐								
18.	☐	☐	☐	☐	☐	☐	☐								
19.	☐	☐	☐	☐	☐	☐	☐								
20.	☐	☐	☐	☐	☐	☐	☐								
21.	☐	☐	☐	☐	☐	☐	☐								
22.	☐	☐	☐	☐	☐	☐	☐								
23.	☐	☐	☐	☐	☐	☐	☐								
24.	☐	☐	☐	☐	☐	☐	☐								

Monat: Tag:	Stimmung & Antrieb							Komische Ideen, Halluzinationen?	Schlaf	Uhrzeit				Medikamente	Ereignisse heute?
	–3 D	–2 d	–1	0	+1	+2 h	+3 M		Gesamt (in h)	Ins Bett	Eingeschlafen	Aufgewacht	Aufgestanden		
25.	☐	☐	☐	☐	☐	☐	☐								
26.	☐	☐	☐	☐	☐	☐	☐								
27.	☐	☐	☐	☐	☐	☐	☐								
28.	☐	☐	☐	☐	☐	☐	☐								
29.	☐	☐	☐	☐	☐	☐	☐								
30.	☐	☐	☐	☐	☐	☐	☐								
31.	☐	☐	☐	☐	☐	☐	☐								

Arbeitsblatt 2 Wochenplan (1/2)

Was mache ich wann und wie lange? – Wochenplan: Vom ____________ bis ____________

	Montag	Dienstag	Mittwoch
‹ 6			
6–8			
8–9			
9–10			
10–1			
11–12			
12–13			
13–14			
14–15			
15–16			
16–17			
17–18			
18–19			
19–20			
20–22 › 22			

Arbeitsblatt 2 Wochenplan (2/2)

	Donnerstag	Freitag	Samstag	Sonntag
‹ 6				
6–8				
8–9				
9–10				
10–1				
11–12				
12–13				
13–14				
14–15				
15–16				
16–17				
17–18				
18–19				
19–20				
20–22 › 22				

Stimmung: – – = sehr unzufrieden/sehr schlecht/sehr unangenehm; – = unzufrieden/nicht so gut; Ø = durchschnittlich; + = zufrieden/gut; + + = sehr zufrieden/sehr gut/sehr angenehm

Sachwortverzeichnis

Lassen Sie Ihre Ängste ziehen!

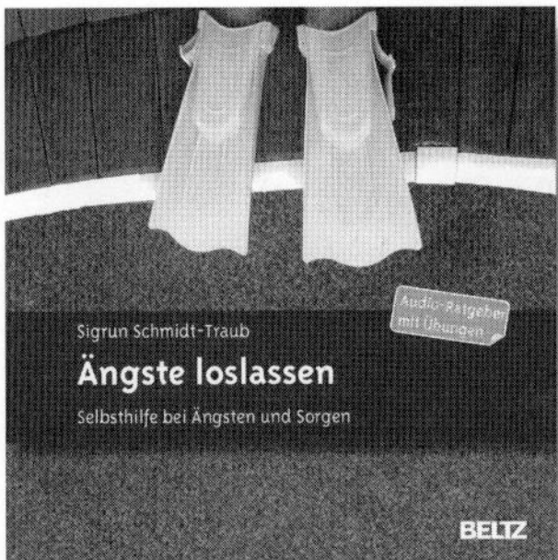

Angststörungen, die für die Betroffenen sehr belastend sind, gehören zu den häufigsten psychischen Erkrankungen, etwa 15% aller Menschen sind im Laufe ihres Lebens einmal betroffen. Dabei zählen sowohl die Panikstörung und Agoraphobie als auch die Soziale Phobie und spezifische Phobien zu den behandlungsbedürftigen Ängsten.

Sigrun Schmidt-Traub, erfahrene Psychotherapeutin, informiert mit diesem Audio-Ratgeber, welche panischen und phobischen Ängste es gibt und wie sie verhaltenstherapeutisch behandelt werden. Sie unterstützt die Betroffenen bei der selbstständigen Überwindung von Ängsten anhand vieler Fallbeispiele und Übungen.

Schmidt-Traub
Ängste loslassen
Selbsthilfe bei Ängsten
und Sorgen.
Audio-CD mit Übungen.
2014. 12-seitiges, farbiges Booklet
Laufzeit: 73 Minuten
ISBN 978-3-621-28139-3

Psychologischer Rat zum Hören

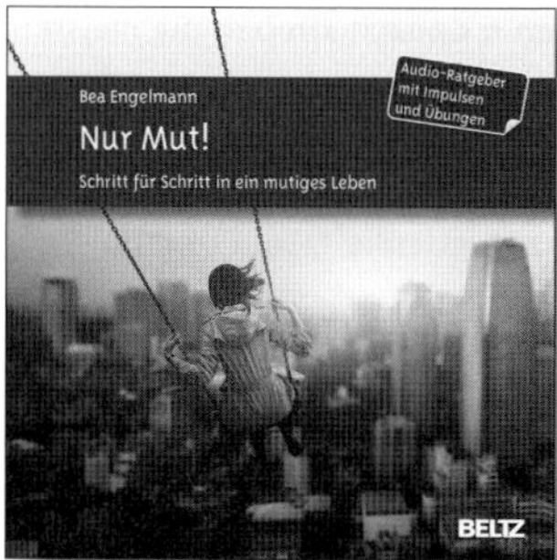

Bea Engelmann
Nur Mut!
Schritt für Schritt in ein mutiges Leben
Audio-Ratgeber mit Impulsen und Übungen
2013. 12-seitiges farbiges Booklet
Laufzeit: 79 Minuten
ISBN 978-3-621-28042-6

Auf den Kopf hören oder doch lieber dem Bauchgefühl vertrauen? In unserem Leben stehen wir immer wieder vor großen und kleinen Entscheidungen und müssen die »richtige« Alternative für uns wählen. Das ist nicht immer einfach und so manche Entscheidungen erfordern eine gehörige Portion Mut. Die gute Nachricht ist: Mut können Sie lernen!

Bea Engelmann zeigt, wie Sie Ihre Stärken erkennen, sich Ihrer Träume und Ziele bewusst werden und Selbstvertrauen tanken können. Mit zahlreichen Übungen und praktischen Tipps begleitet dieser Audio-Ratgeber Sie Stufe für Stufe auf dem Weg in Ihren persönlichen »Mut-Raum«.

Verlagsgruppe Beltz • Postfach 100154 • 69441 Weinheim • www.beltz.de